Mamta Singh
Bhoopendra Singh Rajput
Swapnil Singh

# Contos de tumores : Glândula Salivar

Mamta Singh
Bhoopendra Singh Rajput
Swapnil Singh

# Contontos de tumores : Glândula Salivar

## Tumores das glândulas salivares

ScienciaScripts

Cover image: www.ingimage.com

This book is a translation from the original published under ISBN 978-620-8-42298-1.

Publisher:
Sciencia Scripts
is a trademark of
Dodo Books Indian Ocean Ltd. and OmniScriptum S.R.L publishing group

120 High Road, East Finchley, London, N2 9ED, United Kingdom
Str. Armeneasca 28/1, office 1, Chisinau MD-2012, Republic of Moldova, Europe
Managing Directors: Ieva Konstantinova, Victoria Ursu
info@omniscriptum.com

Printed at: see last page
**ISBN: 978-620-8-62647-1**

## RECONHECIMENTO


*Qualquer tarefa que tenha de ser corretamente executada necessita do apoio e da ajuda de outros. Quero aproveitar esta oportunidade para exprimir a minha sincera gratidão a todos os que me apoiaram na realização do meu objetivo. Quero começar por exprimir a minha gratidão ao "Deus-Poder Supremo" por me ter dado a força, a inspiração e a coragem necessárias para realizar este trabalho exigente. Reconheço a minha gratidão* ***à Dra. Mamta Singh, M.D.S. Professora e Diretora*** *do Departamento de Cirurgia Oral e Maxilofacial do Index Institute of Dental Sciences, Indore, minha mentora e orientadora da dissertação, pelo seu constante encorajamento e gratidão. A sua intensa paixão pelo tema e o seu vasto conhecimento do mesmo revelaram-se inestimáveis quando se trata de expressão verbal. Um dos meus maiores sucessos durante este período da minha vida foi escrever a minha dissertação. Por este facto, estou extremamente grato* ***ao Dr. Bhoopendra Singh Rajput, professor*** *do Departamento de Cirurgia Oral e Maxilofacial, pelo seu apoio genuíno e ardente, sem o qual não teria conseguido terminar esta tarefa dentro do prazo estabelecido. Gostaria também de expressar a minha gratidão ao* ***Dr. Swapnil Singh, professor associado*** *do Departamento de Cirurgia Oral e Maxilofacial, cuja dedicação e sábios conselhos me servirão de lição.*

*Os meus agradecimentos especiais ao meu* ***tutor, o Sr. Ramchandra Yadav e à Sra. Vinita Yadav****, pelo seu amor, aceitação, convicção e apoio inabalável, que me motivaram e inspiraram a prosseguir os meus objectivos com honra e integridade. Os meus pais, o* ***Sr. Ram krishna Yadav e a Sra. Prema Yadav****, merecem um reconhecimento especial, uma vez que foi graças à sua orientação, amor, aceitação, convicção e apoio inabalável que me motivaram e inspiraram a prosseguir os meus objectivos com honra e integridade.*

*Os meus agradecimentos especiais aos meus superiores* ***Dr. Radhika Vyas, Dr. Sourabh Oza e Dr. Shubham Gupta*** *por nos terem sempre ajudado. É com alegria que exprimo a minha gratidão aos meus colegas* ***Dr. Aayushi Verma e Dr. Varun Sonawane*** *pelo apoio, conselhos e amor.*

*Gostaria de expressar o meu profundo agradecimento aos meus amigos e colegas*

*Agradeço aos meus colegas juniores,* ***Dr. Tram khan, Dr.ª Kratika Kulkarni e Dr. Mohd Yusuf Noorul Tslam****, pela sua enorme ajuda.*

***Dr. PRATTGYA YADAV***

## ÍNDICE

# INTRODUÇÃO

Os tumores das glândulas salivares são conhecidos pela sua notável diversidade histológica. Isto é essencialmente importante devido à interação de uma variedade de células, que incluem células basais, luminares, acinares e mioepiteliais. As células mioepiteliais apresentam uma variedade de expressões morfológicas, que incluem células plasmocitóides, fusiformes e claras. Também parecem ser responsáveis pelos produtos extracelulares, como os glicosaminoglicanos e a lâmina basal, que são proeminentes em certos tumores, como o adenoma pleomórfico. A secção das glândulas salivares na 5.ª edição da Classificação da Organização Mundial de Saúde (OMS) para os Tumores da Cabeça e Pescoço abrange 15 neoplasias epiteliais benignas e 21 malignas, um tumor mesenquimal benigno e duas lesões epiteliais não neoplásicas, a grande maioria das quais foi discutida e aceite por unanimidade durante a Reunião do Conselho Editorial da OMS.[1,2] A classificação dos tumores das glândulas salivares pode ser um desafio devido ao seu agrupamento heterogéneo de lesões com uma diversidade morfológica significativa. Dado que estas neoplasias malignas são algo raras, a falta de material de estudo suficiente dificultou os esforços dos primeiros investigadores. Foram feitos muitos progressos no sentido de alargar a nossa compreensão destas lesões com a publicação de várias grandes séries de casos e discussões ponderadas sobre a natureza dos tumores das glândulas salivares com base em anos de experiência clínica acumulada. Thackray e Lucas, Evans e Cruickshank, e a OMS realizaram estudos que se enquadram nesta categoria. Os problemas das glândulas salivares são pouco frequentes, no entanto, o espetro é bastante variado e desafiante. As glândulas salivares raramente são notadas, mas quando afectadas por doença neoplásica podem ser um desafio no diagnóstico e tratamento. É fundamental compreender que os tumores podem ter origem em qualquer uma das numerosas glândulas salivares auxiliares intra-orais dispersas, para além das glândulas salivares principais. São esperados tumores provenientes das glândulas do lábio, palato, língua, mucosa bucal, assoalho da boca e área retromolar. O palato duro é muito mais suscetível de apresentar tumores das glândulas salivares do que o palato mole, talvez devido à maior densidade de agregados de glândulas no palato duro. Qualquer tipo de tumor que se desenvolva numa glândula salivar principal tem o potencial de se desenvolver numa glândula auxiliar intra-oral, com excepções muito raras. Assim, na discussão que se segue, as caraterísticas gerais descritas em cada tumor aplicar-se-ão tanto às lesões das glândulas salivares principais como às das menores. Parece não haver tumores verdadeiramente específicos e reconhecidos, originários apenas das glândulas intra-orais. A incidência anual de tumores das glândulas salivares em todo o mundo é de 1-6,5 casos por 100.000 pessoas[2,3,4]. O aumento das glândulas salivares é menos frequentemente causado por neoplasia do que por inflamação ou outras condições não neoplásicas. Menos de 3% de todos os tumores da cabeça e do pescoço são neoplasias das glândulas salivares. De todas as neoplasias de origem nas glândulas salivares, cerca de 85% ocorrem na glândula parótida. Destas, 80% são benignas, enquanto apenas cerca de 50% dos tumores submandibulares e aproximadamente 25% das neoplasias das glândulas salivares menores são benignas. Embora extremamente raros, os tumores da glândula sublingual são quase sempre malignos. A única forma de tratamento para os tumores benignos das glândulas salivares é a excisão cirúrgica. Por outro lado, após a cirurgia, os tumores malignos podem necessitar de quimioterapia, radioterapia ou ambas. Não só o tumor, mas também todas ou a maioria das glândulas afectadas são removidas durante a cirurgia dos tumores das glândulas salivares. Quando se operam estas glândulas, é necessário um cuidado extremo para localizar e salvaguardar os nervos que alimentam os músculos da face, da boca e da língua e que passam por elas ou perto delas. Até 15% dos indivíduos apresentam uma fraqueza transitória numa parte da face como resultado do estiramento destes nervos após a cirurgia. Esta fraqueza é transitória; normalmente desaparece em três a seis meses. Ocasionalmente, os tumores malignos invadem os nervos que irrigam parte ou a totalidade dos músculos da face. Quando isto acontece, uma parte do nervo é removida cirurgicamente com o tumor e é utilizado um enxerto de nervo para reconstruir o nervo.

# REVISÃO DA LITERATURA

**CM Eneroth at al 1971** Uma investigação de 2867 doentes com tumores na glândula parótida, glândula submandibular e região do palato revelou que a ocorrência relativa dos vários tipos de tumores das glândulas salivares e o seu prognóstico variavam consoante a localização. Um reexame e reclassificação da histologia revelou que 2.513 das 2.867 lesões foram identificadas como tumores de glândulas salivares. A glândula parótida tem uma incidência notavelmente elevada de tumores das glândulas salivares, cerca de doze vezes mais prevalente do que a glândula submandibular. O adenoma pleomórfico constituiu 74% dos tumores das glândulas salivares na atual série, uma prevalência notável em todos os locais; o carcinoma mucoepidermóide, o segundo maior tipo, apenas 5% dos tumores[5].

**RE HJCKMAN at al 1986** estimando o prognóstico dos diferentes subtipos histológicos. Para abordar esta questão, foram analisados 106 relatórios de investigação de seguimento. Foi desenvolvida uma técnica estatística para calcular uniformemente as taxas de sobrevivência a 5 e 10 anos para 52 estudos. No entanto, cinquenta e quatro relatórios tiveram de ser eliminados devido a dados inadequados ou à falta de dados necessários para a análise estatística. Com dados suficientes, foi possível estimar as taxas de sobrevivência de 2298 tumores malignos das glândulas salivares de quatro categorias histológicas. Foram encontradas as seguintes taxas de sobrevivência global a 5 e 10 anos: tumores mistos malignos 56% e 31%, carcinoma de células acínicas 82% e 68%, carcinoma mucoepidermóide
71% e 50%, e carcinoma adenoide cístico 62% e 39%, respetivamente. A taxa livre de recidiva dos tumores das glândulas salivares também foi estimada e foi de 96,6% após 5 anos e 93,2% após 10 anos. Tal deve-se ao facto de a maior parte (mais de 70%) destes tumores serem adenomas pleomórficos e de a excisão completa destes tumores apresentar desafios significativos[6].

**Fabio Ramoa pires at al 2007** Este estudo tem como objetivo fornecer os dados clinicopatológicos que os nossos ficheiros de biópsias orais recolheram ao longo dos últimos 14 anos sobre os cancros intra-orais das glândulas salivares pequenas. Foram examinados 546 tumores de glândulas salivares pequenas, dos quais 305 eram benignos (55,9%) e 241 eram malignos (44,1%). O adenoma pleomórfico (181 casos, 33,2%) e o carcinoma mucoepidermóide (125 casos, 22,9%) foram os dois tumores mais comuns, enquanto o palato (181 casos, 33,2%) foi o local mais frequentemente afetado. Os doentes na quinta ou sétima década de vida tiveram a maior incidência e, na grande maioria dos diferentes tipos histológicos de tumores, as mulheres foram mais frequentemente afectadas do que os homens[7].

**Pons Vincente at al 2008** Os tumores das glândulas salivares pequenas (TGSM) representam 10-15% de todas as neoplasias salivares e são bastante invulgares. Apesar da sua ocorrência invulgar, os TGSM são um conjunto diversificado de neoplasias com uma grande variedade de caraterísticas histológicas. Pacientes e abordagem: Numa análise retrospetiva das biópsias realizadas na Clínica Dentária da Universidade de Barcelona, Espanha, entre 1997 e 2007, casos com MSGT. A informação recolhida incluiu a idade e o género do paciente, a localização do tumor e as caraterísticas clínicas, o tamanho e a duração da lesão, o curso do tratamento e os resultados histológicos. A literatura relata uma taxa de recorrência significativa de MSGTs (5-30%) quando a remoção cirúrgica não é concluída, o que é consistente com os nossos próprios resultados[8].

**K Subhashraj at al 2008** A análise retrospetiva de 684 casos de tumores das glândulas salivares de 1991 a 2006 revelou que 422 (62%) eram benignos e 262 (38%) eram malignos. A glândula parótida foi responsável por 61% dos tumores, seguida pelas glândulas salivares menores (22%) e pelas glândulas submandibulares (17%). O adenoma pleomórfico foi responsável por 86% dos tumores benignos, enquanto o carcinoma adenoide cístico (25%) e o carcinoma mucoepidermóide (18%) foram os tumores malignos mais prevalentes. A maioria dos tumores de glândulas salivares menores (68%) foi encontrada no palato. O estudo incluiu 684 casos de tumores das glândulas salivares durante um período de 15 anos, dos quais 422 (62%) eram benignos e 262 (38%) eram malignos. Os tumores benignos foram descobertos em indivíduos com idades compreendidas entre os 41 e os 50 anos. Os tumores malignos foram detectados em indivíduos com idades compreendidas entre os 51 e os 60 anos.[9]

**Flavia Aparecida de Oliveria at al** 2009 O objetivo principal deste estudo foi caraterizar a demografia de 599 casos em uma população do Brasil Central durante um período de dez anos e comparar esses dados com os de outros estudos epidemiológicos. Em 78,3% dos casos, os tumores eram benignos. A relação homem/mulher foi de 1:1,6, sendo as mulheres mais acometidas (61%) do que os homens. O tipo de tumor mais comum (68,5% dos casos) foi o tumor da glândula parótida, com uma mediana de idade de 45 anos e uma variação de 1 a 88 anos. Os adenomas pleomórficos representaram 68,4% de todos os tumores, sendo os tumores benignos marcadamente mais comuns na glândula parótida (74,9%) e os tumores malignos mais comuns nas glândulas salivares menores (40%) ($P < 0,05$). Em conclusão, o adenoma pleomórfico foi o mais comum, afectando mais frequentemente as mulheres e a glândula parótida, seguido do carcinoma adenoide quístico e do tumor de Warthin.[10]

**AC Vasconcelos at al 2015** fez uma revisão dos 2168 casos de tumores de cabeça e pescoço, 243 (11,20%) eram tumores de glândulas salivares, dos quais 109 preenchiam os critérios de inclusão. Desses, 24 (22%) eram tumores malignos e 85 (78%) eram tumores benignos. A média de idade dos pacientes era de 46,47 anos. 53 casos (48,3%) foram atribuídos ao género masculino e 56 casos (51,4%) ao género feminino. Em comparação com as glândulas menores, as glândulas salivares maiores foram mais afectadas (75,2%). O adenoma pleomórfico (81,2%) e o carcinoma adenoide cístico (58,3%) foram os TGS benignos e malignos mais comuns, respetivamente. Em suma, os tumores benignos e malignos mais comuns são o adenoma pleomórfico e o carcinoma adenoide cístico, respetivamente[11].

**TM Galdirs at al 2019** Este documento apresenta um resumo atualizado da prevalência de tumores das glândulas salivares em relação ao sexo, localização do tratamento, localização do tumor na boca e doença benigna/maligna deste tipo de tumor. Em termos de sexo e de prevalência de tumores benignos e malignos das glândulas salivares, a primeira secção examina as caraterísticas gerais dos tumores pertinentes das glândulas salivares de 141 estudos, incluindo um total de 25.826 doentes de 30 países diferentes. Esta análise fornece uma base para uma classificação mais aprofundada desses dados para determinar o prognóstico e as alternativas terapêuticas adequadas, bem como para alargar o conhecimento público sobre o assunto. Também lança luz sobre as impressionantes variações locais na ocorrência de tumores das glândulas salivares[12].

## ANATOMIA CIRÚRGICA

**Glândula parótida:**

A glândula parótida é a maior das glândulas salivares. Ocupa um espaço ósseo irregular e triangular entre o canal auditivo externo, o ramo da mandíbula e o processo mastoide, repousando sobre o processo estiloide e o processo transverso da segunda vértebra cervical. No entanto, esses confinamentos ósseos não contêm a glândula, que os transborda profundamente para um espaço entre os músculos pterigóideo medial e lateral, digástrico e estilo-hióideo, e superficialmente para os músculos esternocleidomastóideo e masseter.

Uma glândula parótida acessória, geralmente mais ou menos ligada à borda anterior da parótida, está situada ao longo do ducto parotídeo no músculo masseter. O ducto dirige-se para a frente até ao bordo anterior do masséter e depois passa medialmente através do músculo bucinador, abrindo-se na boca junto ao segundo dente molar superior. Uma linha imaginária traçada desde a parte inferior das narinas externas até ao tragus sugere a posição do ducto, que é palpável sob a pressão do dedo sobre o masseter.[1,2,3]

A parótida, envolta bainha firme sob a gordura subcutânea, que da camada anterior da fáscia cervical profunda, está fixada acima do arco zigomático. A fáscia torna-se mais espessa abaixo, formando o ligamento estilomandibular, que se estende em ângulo desde o processo estiloide até ao bordo posterior da mandíbula. Esta fáscia densa resiste a qualquer inchaço da glândula, que, se ocorrer, produz dor referida à distribuição sensorial dos nervos auricular magno e auriculotemporal no ouvido, na face e na articulação mandibular. A fáscia está frouxamente fixada medialmente sobre a porção retromandibular ou profunda da glândula parótida; o aumento da porção retromandibular pode produzir sintomas de pressão sobre a artéria carótida interna e a veia jugular interna e sobre os últimos quatro nervos cranianos. Além disso, uma infeção ou tumor nesta porção pode estender-se para a superfície profunda do espaço faríngeo lateral e apresentar-se como uma massa faríngea. O ligamento estilomandibular da glândula salivar submandibular pode separar a glândula parótida[1,2,3,13,15].

O nervo facial é a estrutura dentro da glândula parótida que é mais importante para o cirurgião. O receio de lesão deste nervo tem ocasionalmente dissuadido alguns cirurgiões de drenar adequadamente as infecções ou de remover tumores. O conceito de divisão da parótida num lobo superficial e num lobo profundo pelo nervo facial tem sido um guia para a parotidectomia subtotal ou total com preservação do nervo; no entanto, este é um conceito arbitrário. Tanto o desenvolvimento embriológico como a anatomia macroscópica da glândula parótida apoiam a ideia de que esta é unilobulada. Gasser confirmou recentemente a natureza unitária da glândula e descreveu claramente o cerco do nervo facial (que aparece na quarta a quinta semana fetal) por um crescimento do primórdio da parótida que se desenvolve mais tarde. Assim, os termos anatómicos porções superficial (lateral) e profunda (medial) da glândula, sugeridos por McKenzie em 1948, substituíram agora os termos lóbulos superficial e profundo na edição de 1966 da Nomina anatomica.[1,2,3,15,16] O nervo facial existe a partir do crânio no forame estilomastóideo, entrando na superfície profunda da glândula parótida e tornando-se gradualmente mais superficial através do músculo masseter, onde inerva os músculos da expressão facial e o músculo bucinador. No interior da glândula, o tronco nervoso divide-se normalmente em duas partes, uma temperofacial superior e uma cervicofacial inferior. Estas duas divisões ramificam-se e anastomosam-se para formar um plexo de ramos do nervo facial, o pes anserinus. A paralisia temporária ou permanente pode seguir-se à invasão por um tumor ou a um traumatismo grave face ou da glândula ao longo do trajeto do nervo facial. As incisões atrás e no ângulo da mandíbula no pescoço, abaixo do lóbulo da orelha, não devem passar por baixo da gordura subcutânea, especialmente nas crianças, para evitar a divisão do tronco principal do nervo, que tem uma localização mais superficial nos bebés. O crescimento posterior do processo mastoide desloca o tronco principal para um plano mais profundo e protegido. Da mesma forma, as incisões na face devem ser paralelas aos ramos periféricos do nervo facial. Por razões estéticas, é preferível, na drenagem da glândula parótida, elevar a pele através de uma incisão parotídea normal e, em seguida, efetuar a incisão adequada no abcesso de forma romba através da fáscia parotídea, paralelamente aos ramos do nervo, que se estendem sobre a face como os dedos de uma mão. Os linfáticos e os gânglios linfáticos estão envolvidos pelas substâncias de desenvolvimento posterior da glândula parótida. Os gânglios linfáticos da parótida podem ser classificados em grupos para-glandulares superficiais e intraglandulares profundos. Os nódulos superficiais não se encontram dentro das substâncias da glândula, mas são pré-auriculares à bainha fascial da parótida e drenam as regiões temporal e frontal do couro cabeludo, as pálpebras e, posteriormente, uma cadeia cervical superficial de nódulos ao longo da veia jugular externa. Os nódulos profundos drenam as substâncias glandulares, a trompa de Eustáquio, o canal auditivo externo e a parte mais profunda da face, esvaziando-se anteriormente nos nódulos subparotídeos ou posteriormente, ao longo da veia retromandibular, numa cadeia cervical profunda ao longo do nervo acessório. Os nódulos subparotídeos drenam para a cadeia nodal cervical superior profunda (jugulodigástrica), que está intimamente ligada à veia jugular interna[1,4,15,16].

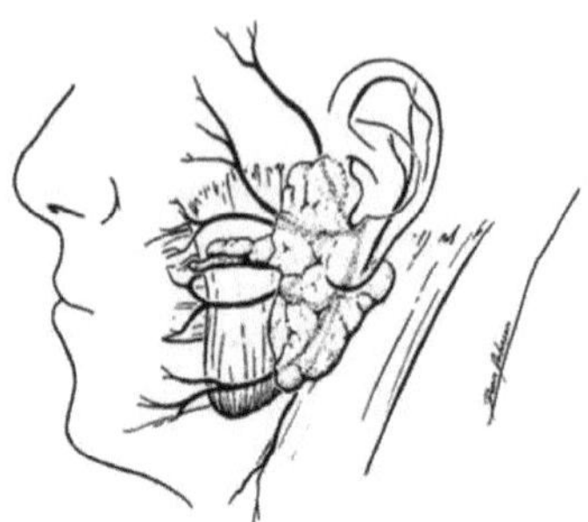

Figure 1. The parotid gland covers the ascending ramus of the mandible.

## Glândula submandibular:

A glândula submandibular tem cerca de metade do tamanho da parótida e ocupa o espaço entre o bordo inferior da mandíbula e o osso hioide. O músculo milo-hióideo e a membrana mucosa do pavimento posterior da boca cobrem-na superiormente; inferiormente, os ventres anterior e posterior do músculo digástrico confinam-na. A glândula está inserida na fáscia cervical profunda anterior, desde o osso hioide até ao bordo inferior da mandíbula. Uma projeção da glândula estende-se frequentemente ao longo do ducto principal para além do bordo posterior livre do músculo milo-hióideo até à área sublingual.[1,2,3,4]

A superfície medial da glândula repousa sobre o músculo hioglosso e o nervo hipoglosso, o gânglio submandibular e o nervo lingual, bem como sobre o ducto principal da glândula. Atrás da borda livre posterior do músculo milo-hióideo, o ducto submandibular passa para a frente e para cima, abrindo-se através da membrana mucosa na papila sublingual perto da linha média anterior do assoalho da boca.

Vários nervos no compartimento submandibular são importantes para o cirurgião. A glândula é inervada pelo nervo lingual, o plexo simpático sobre a artéria facial e o gânglio submandibular (fibras secretoras parassimpáticas da corda do tímpano). O ramo mandibular do nervo facial passa entre o platisma e os vasos faciais e é particularmente vulnerável em incisões submandibulares ao longo da superfície da glândula. A lesão deste nervo resulta na destruição do canto da boca devido à paralisia parcial do músculo orbicular do lábio. O nervo hipoglosso, o nervo motor da língua, passa por baixo do ventre posterior do digástrico para as veias linguais e pode ser lesado se for obscurecido por hemorragia venosa durante a cirurgia. A paralisia da língua ipsilateral segue-se à lesão ou compressão deste nervo. O nervo lingual está localizado na superfície mais superior da glândula, abaixo da mandíbula, e também está sujeito a lesões por cirurgia ou trauma, bem como compressão por tumor; tal lesão resultará em anestesia dos dois terços anteriores da língua.[2,3,13,15,16] Pequenos ramos arteriais das artérias faciais e submentais compõem o suprimento arterial da glândula. Os vasos linfáticos submandibulares drenam os lábios, as bochechas, as gengivas, os dentes, a parte inferior da face e a língua, bem como a glândula submandibular. Quatro a seis gânglios linfáticos submandibulares encontram-se por baixo da mandíbula, na superfície superficial da glândula. Nódulos pré e pós-vasculares constantes repousam próximos uns dos outros dentro dos vasos faciais no sulco mandibular, perto do ramo mandibular do nervo facial. Por vezes, encontra-se um pequeno nódulo pré-glandular na superfície profunda da glândula, entre o ventre anterior dos músculos digástrico e milo-hióideo. Estes nódulos são frequentemente envolvidos por tumores malignos na sua área de drenagem. Os vasos eferentes dos nódulos passam para a cadeia nodal cervical profunda, nomeadamente os nódulos jugulodigástricos e, ocasionalmente, os nódulos jugulomilohióides ao longo da veia jugular interna.[2,3,13,15,16]

**Glândula sublingual:**

A glândula sublingual, a mais pequena das glândulas salivares maiores, tem cerca de metade do tamanho da glândula submandibular. Encontra-se ao longo da porção anterolateral do assoalho da boca, logo abaixo da mucosa, e é separada pelo músculo milo-hióideo da porção subjacente da glândula submandibular. O ducto submandibular e o nervo lingual encontram-se entre a glândula sublingual e o músculo genioglosso. A glândula repousa contra a superfície lingual da mandíbula, logo lateral à sínfise. Cerca de dez a vinte pequenos ductos passam da glândula, abrindo-se na boca sobre a prega sublingual. A obstrução destes ductos é uma causa frequente de inchaço quístico (rânula) no pavimento da boca. Quando ocorre uma ranula verdadeira, é melhor remover tanto o cisto quanto a glândula sublingual.[1,3,4,6,7]

A artéria sublingual, um ramo da artéria lingual, forma o principal suprimento arterial da glândula. As fibras simpáticas e as fibras parassimpáticas pós-ganglionares do gânglio submandibular fundem-se com o nervo lingual, que supre as glândulas submandibular e sublingual. A artéria sublingual e o nervo lingual são particularmente vulneráveis a traumas ou procedimentos cirúrgicos no assoalho da boca.

Os vasos linfáticos da glândula sublingual recebem aferências das porções anterior e média da língua e do pavimento da boca. O gânglio submandibular pré-glandular descrito por Rouviere recebe estes vasos linfáticos drenantes quando estes penetram no músculo milo-hióideo. Tal como os nódulos submandibulares, o nódulo pré-glandular e os linfáticos aferentes da porção posterior da glândula sublingual esvaziam-se em nódulos sub-digástricos ao longo da veia jugular interna. Os raros mas frequentes tumores malignos da glândula sublingual metastizam ao longo destas vias dos vasos e nódulos linfáticos sublinguais. 2,4,7,8,13

**Glândulas salivares menores:**

As membranas mucosas da orofaringe estão repletas de glândulas salivares menores. Estas podem estar presentes no lábio, palato, mucosa bucal, pavimento da boca, língua e área retromolar. Anatomicamente consideradas, estas glândulas menores ou acessórias são importantes devido à sua localização na orofaringe. Da mesma forma, não há diferenças histológicas entre elas e as três glândulas maiores, embora suas origens sejam diferentes.

A sua estrutura, de natureza mucosa ou mista seromucosa, é idêntica à das glândulas salivares maiores. Estão sujeitas aos mesmos distúrbios, mas tendem a ser mais malignas quando afectadas por doenças neoplásicas.[1,3,4,15,16]

## CLASSIFICAÇÕES

A classificação das entidades neoplásicas implica uma categorização sistémica dos tumores, de modo a que a terapêutica adequada possa ser realizada com base numa previsão do comportamento biológico. Embora classificação seja importante para os tumores malignos, é vantajoso classificar também os tumores benignos.[1,2,17] Antes da monografia de Foote & Frazell, em 1953, a classificação dos tumores salivares não era realizada.

a) **Classificação dos tumores das glândulas salivares da Organização Mundial de Saúde de 1972:**

**1. Tumores epiteliais**

- Adenomas
  - Adenoma pleomórfico
  - Adenoma monomórfico
  - Adenolinfoma
  - Adenoma oxifílico
  - Outros
- Tumor mucoepidermóide
- Tumor de células acínicas
- Carcinomas
  - Carcinoma adenoide cístico
  - Adenocarcinoma
  - Carcinoma epidermoide
  - Carcinoma indiferenciado
  - Carcinoma em adenoma pleomórfico

**2.Tumores não epiteliais**

- Tumores não classificados
- Condições dos aliados

- Lesão linfoepitelial benigna
- Sialose
- Oncocitose

**b)Classificação de 1992 da Organização Mundial de Saúde para os tumores das glândulas salivares:**

**1)Adenoma**

- Adenoma pleomórfico
- Mioepitelioma (adenoma mioepitelial)
- Adenoma de células basais
- Tumor de Warthin (adenolinfoma)
- Oncocitoma (adenoma oncocítico)
- Adenoma canalicular
- Adenoma sebáceo
- Papiloma ductal

- Papiloma ductal invertido
- Papiloma intraductal
- Sialadenoma papiliforme

- Cistadenoma

- Cistadenoma papilar
- Cistadenoma mucinoso

**2) Carcinomas**

- Carcinoma de células acínicas
- Carcinoma mucoepidermóide
- Carcinoma adenoide cístico
- Adenocarcinoma polimorfo de baixo grau (ducto terminal

- adenocarcinoma)
- Carcinoma mioepitelial epitelial
- Adenocarcinoma de células basais
- Carcinoma sebáceo
- Cistoadenocarcinoma papilar
- Adenocarcinoma mucinoso
- Carcinoma oncocítico
- Carcinoma do ducto salivar
- Adenocarcinoma
- Mioepitelioma maligno (carcinoma mioepitelial)
- Carcinoma em adenoma pleomórfico (tumor misto maligno)
- Carcinoma de células escamosas
- Carcinoma de pequenas células
- Carcinoma indiferenciado
- Outros carcinomas

3) Tumores não epiteliais
4) Linfomas malignos
5) Tumores secundários
6) Tumores não classificados
7) Tumores como lesões

a. Sialadenose
b. Oncocitose
c. Sialometaplasia necrotizante
d. Lesão linfoepitelial benigna
e. Quistos das glândulas salivares
f. Sialadenite esclerosante crónica da glândula submandibular

**c) Classificação TNM:**

A classificação "T" para as glândulas salivares major difere marcadamente da classificação oral e orofaríngea, uma vez que a extensão clínica ou macroscópica para pele, tecidos moles, osso ou nervo está incluída em cada uma das fases T. Os tumores das glândulas salivares menores são classificados de acordo com o seu local de origem, pelo que um carcinoma palatino seguirá a classificação TNM como para a cavidade oral. Da mesma forma, a avaliação do pescoço e das metástases à distância é como para a cavidade oral e a orofaringe. O estadiamento do cancro das glândulas salivares nas glândulas principais é influenciado pela presença de extensão para os nervos e para fora do tecido glandular. Os tumores com mais de 2 cm são classificados no estádio 1 sem extensão e os tumores de tamanho T 1 são actualizados para doenças de estádio 2 com extensão. Do mesmo modo, um tumor com mais de 6 cm não pode ser classificado no estádio 4, exceto se houver extensão. O novo estádio (1997) é muito simplificado pelas alterações à classificação T. A utilização da TC e, atualmente, da RMN contribuem para um estadiamento mais preciso destes tumores[2].

**d)Classificação T para os tumores malignos das glândulas salivares 1987:**

TX - O tumor primário não pode ser avaliado TO -Não há evidência de tumor primário

T1< -2 cm

T 2->2< 4 cm

T3 ->4,< 6cm

T4> -6cm

**e)Classificação T para os tumores malignos das glândulas salivares 1997:**

Tx - O tumor primário não pode ser avaliado TO-Não há evidência de tumor primário

T1 -Tumor de 2 cm ou menos na maior dimensão sem extensão extra parenquimatosa

T2-Tumor com mais de 2 cm mas não mais de 4 cm na maior dimensão sem extensão extra parenquimatosa.

T3 -Tumor com extensão extra parenquimatosa sem

envolvimento do sétimo nervo e/ou mais de 4 cm mas não mais de 6 cm na maior dimensão.

T4 - O tumor invade a base do crânio, o sétimo nervo e/ou excede 6 cm na maior dimensão.

## ESTADIAMENTO DOS TUMORES DAS GLÂNDULAS SALIVARES

### A) Staging of salivary gland malignancy 1987:

| | | | |
|---|---|---|---|
| Fase -1 | T 1<br>T 2 a | Não<br>Não | Mo<br>Mo |
| Palco - | T 1 b<br>T 2 b<br>T 3 b | N0 N0 N1 | Mo M0<br>Mo |
| Fase -3 | T 3 a<br>T 4 a Qualquer T T 4<br>Qualquer T (excepto4 b) | Não Não N1<br>N1<br>N2 | Mo Mo<br>Mo Mo<br>Mo Mo<br>Mo |
| Fase -4 | T 4b Qualquer T Qualquer T | qualquer N<br>N2, N3<br>Qualquer N | Mo Mo<br>M1 |

### B) Staging of salivary gland malignancy 1997:

| | | | |
|---|---|---|---|
| Fase -1 | T 1 | Não | Mo |
| | T 2 | Não | Mo |
| Fase -2 | T3 | Não | Mo |
| Fase -3 | T1 | N1 | Mo |
| | T2 | N1 | Mo |
| Fase -4 | T4 | NÃO | M1 |
| | T3 | N1 | Mo |
| | T4 | N1 | Mo |
| | Qualquer T | N2 | Mo |
| | Qualquer T | N3 | Mo |
| | Qualquer T | Qualquer N | M1 |

## INCIDÊNCIA DE NEOPLASIAS SALIVARES:

Nos adultos, aproximadamente 75% de todas as neoplasias salivares surgem na glândula parótida. Cerca de 80% destas são benignas, das quais 80% são novamente adenomas pleomórficos. Aproximadamente 15% das neoplasias salivares surgem na glândula salivar submandibular. Cerca de 60% são benignos e 95% destes são adenomas pleomórficos. Apenas 10% dos tumores das glândulas salivares surgem nas glândulas salivares menores do palato, do lábio e da bochecha e nas glândulas sublinguais, com a incidência local a diminuir por esta ordem. Apenas 40% destes tumores são benignos, dos quais praticamente todos são adenomas pleomórficos.[2,3,4]

## TUMORES BENIGNOS DAS GLÂNDULAS SALIVARES:

### a) ADENOMA PLEOMÓRFICO:

O tumor misto benigno das glândulas salivares tem-se disfarçado sob uma grande variedade de nomes ao longo dos anos, mas o termo adenoma pleomórfico sugerido por Willis caracteriza bem o padrão histológico invulgar da lesão. É quase universalmente aceite que este tumor não é um tumor misto no verdadeiro sentido de ser teratogénico ou derivado de mais do que um tecido primário. A sua complexidade morfológica resulta da diferenciação células tumorais, e as áreas fibrosas hialinizadas, mixóides, condróides e mesmo ósseas são o resultado de metaplasia ou são, na verdade, produtos das células tumorais por segundo. É o mais comum de todos os tumores das glândulas salivares, constituindo mais de 50 por cento de todos os casos de tumores de origem nas glândulas salivares maiores e menores e aproximadamente 90 por cento de todos os tumores benignos das glândulas salivares[1,2,3,4,13,17].

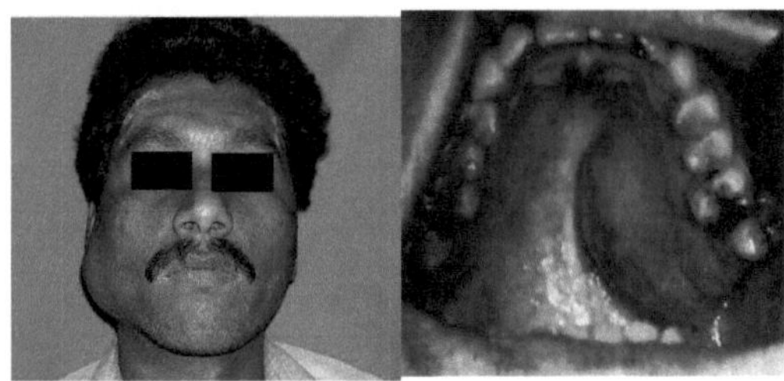

**Adenoma pleomórfico da glândula parótida.**

**Adenoma pleomórfico do palato**

**Histogénese**:

Foram avançadas numerosas teorias para explicar a histogénese deste tumor bizarro. Atualmente, estas centram-se na célula mioepitelial e numa célula de reserva no ducto intercalado. Estudos ultra-estruturais confirmaram a presença de células ductais e mioepiteliais nos adenomas pleomórficos. É possível que uma ou ambas possam desempenhar um papel ativo na histogénese do tumor. Hubner e os seus colaboradores postularam que a célula mioepitelial é responsável pela diversidade morfológica do tumor, incluindo a produção de áreas fibrosas, mucinosas, condróides e ósseas. Regezi e Batsalds postularam que a célula de reserva do ducto interacalado pode se diferenciar em células do ducto e mioepiteliais e estas últimas, por sua vez, podem sofrer metaplasia mesenquimal. Dardick e seus colaboradores questionaram recentemente o papel das células ductais de reserva e das células mioepiteliais. Afirmam que uma célula epitelial neoplasticamente alterada com potencial de diferenciação multidirecional pode ser histogeneticamente responsável pelo adenoma pleomórfico.[1,2,48,49]

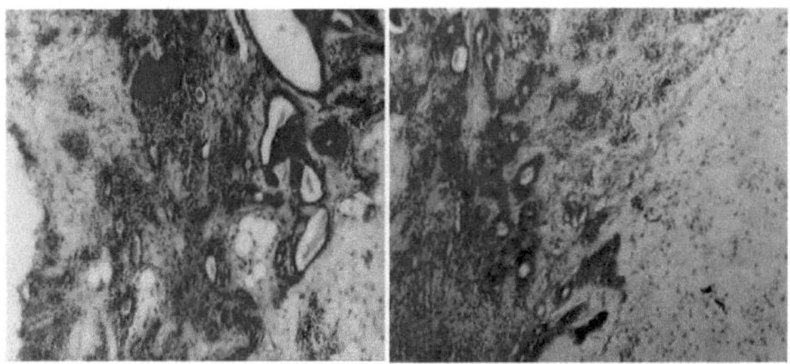

**Adenoma pleomórfico (As células neoplásicas estão dispostas em padrão ductal, lençóis e ilhas. O estroma é delicadamente colagénico com áreas mixóides. Poucas células apresentam degeneração vacuolar e têm um aspeto condroide)**

**Caraterísticas clínicas:**

Uma das principais glândulas salivares, a glândula parótida, é o local mais comum do adenoma pleomórfico, ocorrendo aí 90 por cento de um grupo de cerca de 1900 tumores deste tipo relatados por Eneroth. No entanto, pode ocorrer em qualquer uma das glândulas principais ou nas glândulas salivares acessórias intra-orais amplamente distribuídas. É um pouco mais frequente nas mulheres do que nos homens, com uma proporção aproximada de 6:4, embora nem todas as séries registem esta ligeira diferença. A maioria das lesões é encontrada em pacientes entre a quarta e a sexta década de vida, mas também são relativamente comuns em adultos jovens e sabe-se que podem ocorrer em crianças.[1,2,3,4,]

A história apresentada pelo doente é invulgarmente a de um nódulo pequeno, indolor e quiescente, que começa lentamente a aumentar de tamanho, apresentando por vezes um crescimento intermitente. O adenoma pleomórfico, particularmente da glândula parótida, é tipicamente uma lesão que não apresenta fixação nem aos tecidos mais profundos nem à pele sobrejacente. Trata-se normalmente de uma lesão nodular irregular, de consistência firme, embora possam por vezes ser palpadas áreas de degenerescência quística, se forem superficiais. A pele raramente ulcera, embora estes tumores possam atingir um tamanho fantástico, tendo sido registadas lesões que pesavam vários quilos. A dor não é um sintoma comum do adenoma pleomórfico, mas o desconforto local está frequentemente presente. O envolvimento do nervo facial, manifestado por paralisia facial, é raro.

O adenoma pleomórfico das glândulas acessórias intra-orais raramente atinge um tamanho superior a 1 a 2 cm de diâmetro. Como este tumor causa ao doente dificuldades na mastigação, na fala e na respiração, é detectado e tratado mais cedo do que os tumores das glândulas principais. São as glândulas do lábio e, ocasionalmente, de outros locais. Exceto no que diz respeito ao tamanho, o tumor intra-oral não difere muito do seu homólogo de uma glândula principal. O adenoma pleomórfico palatino pode parecer fixo ao osso subjacente, mas não é invasivo. Noutros locais, o tumor é geralmente livremente móvel e facilmente palpável2,3,4,

**Tratamento e prognóstico:**

O tratamento aceite para este tumor é a excisão cirúrgica. Na glândula parótida, o tratamento deve confirmar os princípios estabelecidos da cirurgia da parótida, pelo que o tumor e o lóbulo da glândula envolvido devem ser removidos. Os tumores da glândula submaxilar são tratados através da remoção da glândula e do tumor em continuidade. As lesões intra-orais podem ser tratadas de forma um pouco mais conservadora através da excisão extracapsular. As lesões maiores do palato duro devem ser excisadas com a mucosa sobrejacente, enquanto as lesões da mucosa de revestimento, como os lábios, o palato mole e a mucosa bucal, podem frequentemente ser tratadas com êxito por enucleação ou excisão extracapsular. Como esses tumores são radiorresistentes, o uso de radioterapia é pouco benéfico e, portanto, contraindicado. Atualmente, é bem reconhecido que os adenomas pleomórficos benignos podem sofrer uma transformação maligna. O componente maligno pode ser um carcinoma, um adenocarcinoma ou um cilindroma. Esta transformação pode ocorrer num tumor não tratado há muito tempo ou num tumor recorrente, ou o elemento maligno pode estar presente na altura da cirurgia inicial. A taxa de transformação maligna é incerta, mas foi estimada por vários autores como sendo de 3 a 15 por cento. [3,4,16,17]

**b)ADENOMA MONOMORFO-JC:**

Thackray e Sobin propuseram pela primeira vez o termo adenoma monomórfico na monografia da Organização Mundial de Saúde sobre tumores das glândulas salivares. A classificação da Organização Mundial de Saúde subdividiu os adenomas monomórficos em três grupos:

1. Adenolinfoma
2. Adenoma oxifílico e
3. Outros.

O último inclui adenomas tubulares, alveolares ou trabeculares de células basais e de células claras. Embora o adenoma oxifílico seja monomorfo, é uma entidade separada e bem reconhecida, tal como o tumor de Warthin.

## CISTADENOMA PAPILAR LINFOMATOSO/TUMOR DE WARTHTN

O tumor de Warthin é o segundo tumor mais comum nas glândulas salivares. Este tumor foi reconhecido pela primeira vez por Albrecht em 1910 (citado por Ellis e Auclair 1991) e mais tarde descrito por Warthin em 1929. Este tipo invulgar de tumor das glândulas salivares ocorre quase exclusivamente na glândula parótida, embora tenham sido relatados casos ocasionais na glândula submaxilar. As glândulas salivares acessórias intra-orais raramente são afectadas.[2,3,4,31] **Histogénese:** Numerosas teorias têm sido avançadas para explicar a natureza peculiar deste tumor. A teoria atualmente aceite é a de que o tumor surge do tecido das glândulas salivares aprisionado nos gânglios linfáticos para parotídeos ou intrapaortidiais durante a embriogénese. No entanto, Allegra sugeriu que o tumor de Warthin é muito provavelmente uma doença de hipersensibilidade retardada, sendo os linfócitos uma reação imunitária aos ductos salivares, que sofrem alterações oncocíticas. Hsu e colaboradores estudaram recentemente a imunohistoquímica do tumor e sugeriram que o componente linfoide do tumor é uma resposta imune secretora exagerada.

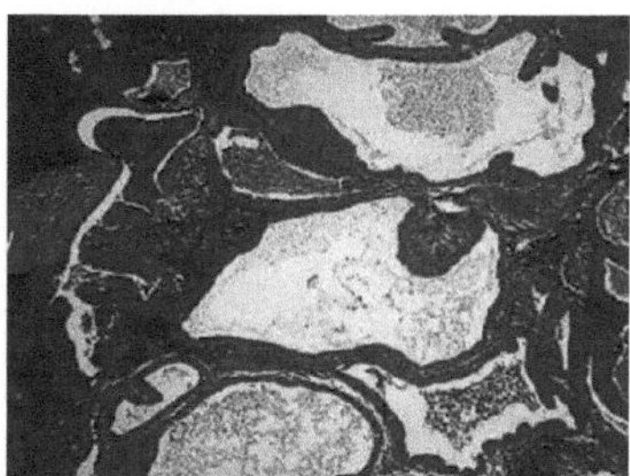

**Tumor de Warthin. A figura mostra espaços quísticos parcialmente preenchidos com líquido homogéneo circunscritos por filas duplas de oncócitos com um estroma ricamente infiltrado por tecido linfoide.**

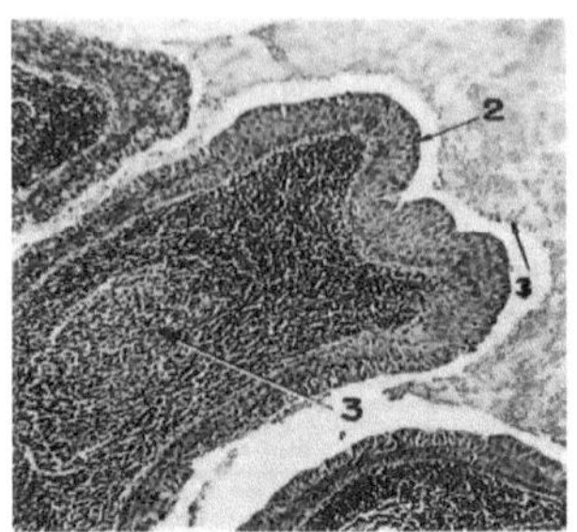


**Cistadenoma papilar linfomatoso. Fotomicrografia ilustrando cavidade cística (1), epitélio (2), linfócitos e (3), folículo linfoide**

**Caraterísticas clínicas**

o cistadenoma papilar linfomatoso apresenta uma clara predileção por homens. No mesmo estudo, a idade média dos doentes na altura da descoberta da lesão era de 56 anos, sendo que 82% dos doentes tinham entre 41 e 70 anos de idade. O tumor é geralmente superficial, situando-se logo abaixo da cápsula parotídea ou sobressaindo através dela. Raramente a lesão atinge um tamanho superior a 3 a 4 cm de diâmetro. Não é doloroso, é firme à palpação e é clinicamente indistinguível de outras lesões benignas da glândula parótida.[2,62,68,74]

**Tratamento e prognóstico:**

O tratamento aceite do cistadenoma papilar linfomatoso é a excisão cirúrgica. Esta pode quase invariavelmente ser efectuada sem lesão do nervo facial, particularmente porque a lesão é geralmente pequena e superficial. Estes tumores são bem encapsulados e raramente recidivam após a remoção. A transformação maligna é extremamente rara, tanto no componente epitelial quanto no linfoide. Assor relatou um carcinoma surgindo em um tumor de Warthin.[1,2,62,68]

**c) ADENOMA/ ONCOCITOMA DE OXIFLATO**

Este tumor raro das glândulas salivares é uma pequena lesão benigna, que ocorre normalmente na glândula parótida. Exceto pelo facto de não atingir geralmente grandes dimensões, não difere nas suas caraterísticas clínicas de outros tumores benignos das glândulas salivares. Por este motivo, o diagnóstico clínico é difícil, se não impossível, de estabelecer. O nome oncocitoma deriva da semelhança destas células tumorais com células aparentemente normais, denominadas octas, e que se encontram num grande número de localizações, incluindo as glândulas salivares, o trato respiratório, a mama, a tiroide, o pâncreas, as paratiróides, a pituitária, o testículo, a trompa de Falópio, o fígado e o estômago.[18,19,20] **Histogénese** O adenoma oxifílico é caracterizado microscopicamente por células grandes, com citoplasma eosinofílico e membrana celular distinta, que tendem a estar dispostas em filas estreitas ou cordões (Fig. 3-13). Os oncócitos estão dispostos em lençóis ou ninhos e cordões, que formam um padrão alveolar ou organoide. Algum grau de atipia celular, hipercromatismo nuclear e pleomorfismo é aceite como compatível com a benignidade do oncocitoma. Estas células, exibindo poucas figuras mitóticas, estão muito compactadas e existe pouco estroma de suporte (Fig. 3-14). O tecido linfoide está frequentemente presente, mas não parece ser parte integrante da lesão. Estudos ultra-estruturais de oncocitomas da parótida realizados por Tandler e colaboradores e Kay e Still mostraram que as células estão repletas de mitocôndrias aumentadas e morfologicamente alteradas.[18,19,20]

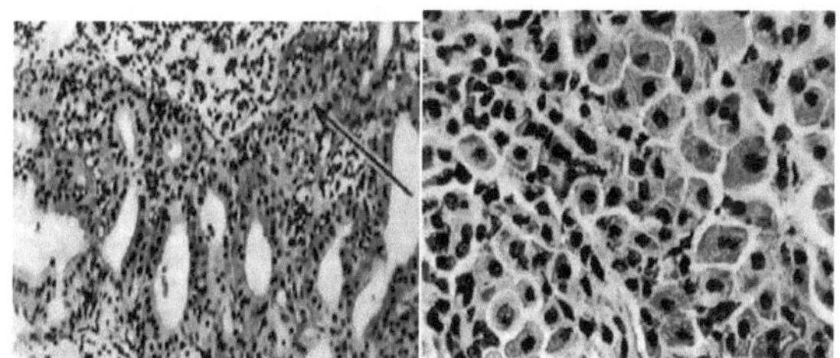

**Oncócitos normais na glândula salivar acessória**

**Fotomicrografia de alta potência dos ductos de pacientes idosos**

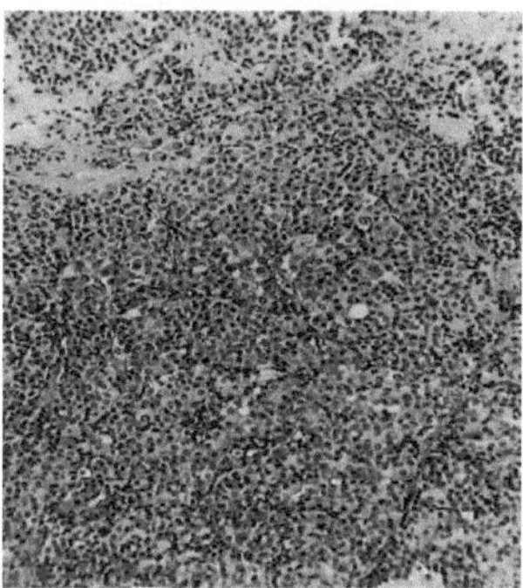

**Fotomicrografia de baixa potência de oncocitoma.**

**Caraterísticas clínicas:**

O adenoma oxifílico é um pouco mais comum nas mulheres do que nos homens e ocorre quase exclusivamente em pessoas idosas. Apenas ocasionalmente este tumor surge antes dos 60 anos de idade, ocorrendo 80 por cento dos casos entre os 51 e os 80 anos de idade. O tumor mede geralmente 3 a 5 de diâmetro e apresenta-se como uma massa discreta e encapsulada, por vezes nodular. A dor está geralmente ausente. Schwartz e Feidman descreveram uma condição interessante denominada oncocitoma multinodular difuso ou oncocitose da glândula parótida. Os nódulos de oncócitos, que envolvem toda a glândula ou grandes porções da mesma, caracterizam esta doença.

**Tratamento e prognóstico:**

O tratamento de escolha é a excisão cirúrgica, e o tumor não tende a recidivar. A transformação maligna é pouco frequente, mas o oncocitoma maligno é atualmente uma entidade bem estabelecida.

**TUMORES MALIGNOS DAS GLÂNDULAS SALIVARES:**

**a)ADENOMA PLEOMÓRFICO MALIGNO:**

Ocasionalmente, ocorrem tumores das glândulas salivares que parecem histologicamente benignos, mas que têm metástases comprovadas que se assemelham à lesão primária, ou que se assemelham ao adenoma pleomórfico benigno, mas apresentam áreas citologicamente malignas. Estas lesões são raras, mas devem ser classificadas como adenomas pleomórficos malignos.

**Caraterísticas clínicas**:

Em muitos casos, não existem diferenças clínicas óbvias entre o adenoma pleomórfico benigno e o maligno. Foot e Frazell assinalaram que os tumores malignos são geralmente maiores do que os benignos, mas este facto não tem qualquer significado no diagnóstico clínico diferencial, uma vez que ambas as formas variam muito em tamanho. Existe frequentemente fixação do tumor maligno a estruturas subjacentes, bem como à pele ou mucosa sobrejacentes, como acontece em geral com as lesões malignas das glândulas salivares, e a ulceração da superfície também é mais variável no adenoma pleomórfico maligno do que no benigno.

**Tratamento e prognóstico**:

O tratamento do adenoma pleomórfico maligno é essencialmente cirúrgico, embora as lesões, que demonstraram uma tendência para a recorrência local, sejam por vezes tratadas através de uma combinação de cirurgia e radioterapia. Estas neoplasias malignas apresentam uma elevada taxa de recorrência após a remoção cirúrgica, bem como uma elevada incidência de envolvimento dos gânglios linfáticos regionais. É frequente o desenvolvimento de metástases à distância para os pulmões, ossos, vísceras e cérebro.[20,21]

**b) CARCTNOMA ADENOTD CYSTTC/ CARCTNOMA DE CÉLULAS ACTNTC:**

O carcinoma de células acinares é uma neoplasia epitelial maligna em que as células neoplásicas expressam uma diferenciação acinar. O carcinoma adenoide cístico é uma forma de adenocarcinoma, que é suficientemente distinta para justificar a sua separação na classificação dos tumores glandulares malignos. Uma lesão histologicamente semelhante ocorre nas glândulas salivares acessórias intra-orais dos seios paranasais, faringe, traqueia e brônquios, pele e mama. A mucosa palatina é o sítio mais freqüente de ocorrência[1,2,22,23].

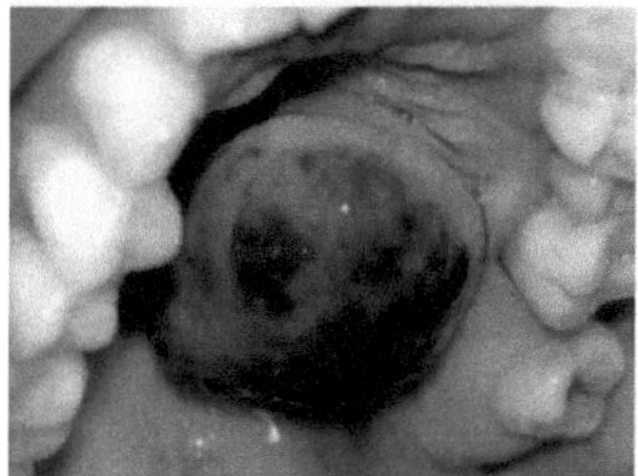

**Adenocarcinoma de células acínicas do palato.**

**Histogénese**

O carcinoma de células acínicas, frequentemente rodeado por uma cápsula fina, pode ser composto por células com diferentes graus de diferenciação. As células bem diferenciadas têm uma semelhança notável com as células acinares normais, enquanto as células menos diferenciadas se assemelham aos ductos embrionários e às células acinares imaturas. Abrams e seus colaboradores descreveram quatro padrões de crescimento: (1) sólido, (2) papilar-cístico, (3) folicular e (4) microcístico. Em geral, predomina um padrão, embora possam ocorrer combinações. A célula mais caraterística observada tem as caraterísticas das células acinares serosas, com citoplasma basófilo granular abundante e um núcleo excêntrico redondo de coloração escura. Outras células observadas são as células semelhantes a ductos intercalados, que são mais pequenas, e as células vacuoladas que parecem ser exclusivas dos carcinomas de células acinares entre as neoplasias das glândulas salivares. O estroma do tecido conjuntivo é um tecido colagénico delicadamente fibro-vascular. Os elementos linfóides são frequentemente encontrados nos carcinomas de células acinares da parótida, uma caraterística que é útil no diagnóstico.[1,2,15,16,22,23]

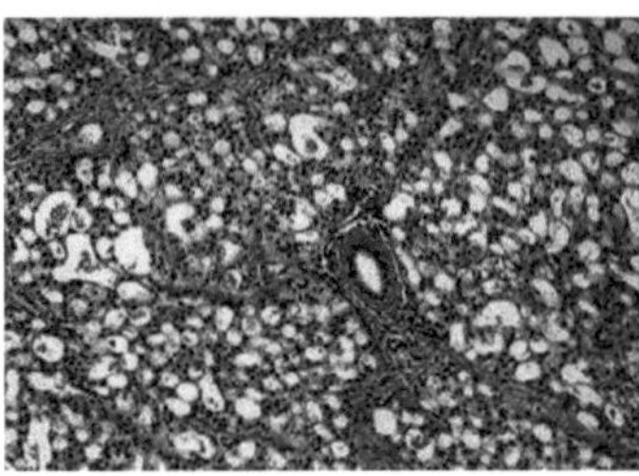

**Adenocarcinoma de células acínicas. Este grupo de células de tipo acinar moderadamente bem diferenciadas num adenocarcinoma de células acínicas glândula parótida tem núcleos uniformes, escuros, redondos e excêntricos e um citoplasma basófilo. Ocasionalmente, as células apresentam vacúolos citoplasmáticos.**

**Caraterísticas clínicas**:

As glândulas salivares mais frequentemente envolvidas por este tumor são a parótida, a submaxilar e as glândulas acessórias, no palato e na língua. O carcinoma adenoide cístico ocorre mais frequentemente durante a quinta e sexta décadas de vida, mas não é de modo algum raro, mesmo na terceira década. Muitos dos doentes apresentam manifestações clínicas típicas dos tumores malignos das glândulas salivares, dor local precoce, paralisia do nervo facial no caso dos tumores da parótida, fixação de estruturas mais profundas e invasão local. Algumas das lesões, particularmente as intra-orais, apresentam ulceração superficial. Em alguns casos, pode haver semelhança clínica com o adenoma pleomórfico.[2,3,4]

**Tratamento e prognóstico**:

O tratamento do carcinoma adenoide cístico é principalmente cirúrgico, embora nalguns casos a cirurgia tenha sido associada com êxito à radiação de raios X. A radiação isolada não é recomendada. Em geral, este tumor é uma lesão de crescimento lento que tende a metastizar apenas numa fase tardia do seu curso. No entanto, o envolvimento dos nódulos cervicais acaba por ocorrer em cerca de 30 por cento dos casos e as metástases à distância para o pulmão, ossos e cérebro ocorrem numa elevada proporção dos doentes[22,23].

## c) CARCINOMA MUCOEPIDERMÓIDE:

Tal como o nome indica, o tumor é composto por células secretoras de muco e células do tipo epidermoide em proporções variáveis.

**Caraterísticas clínicas:**

A maioria dos carcinomas mucoepidermóides que envolvem as glândulas salivares principais ocorre na glândula parótida, embora as outras glândulas principais e especialmente as glândulas acessórias intra-orais também possam ser o seu local de origem. Spiro e seus colaboradores relataram um extenso estudo de 367 casos de carcinomas mucoepidermóides que envolviam as glândulas salivares maiores e acessórias e salientaram que, com base nos seus dados, todos os tumores mucoepidermóides eram malignos. O carcinoma mucoepidermóide ocorre com uma distribuição igual entre homens e mulheres. Ocorre principalmente entre a terceira e a quinta décadas de vida, mas na verdade pode ocorrer em praticamente todas as décadas. O Tt é o tumor maligno de glândula salivar mais comum em crianças[2,3,4,34,43,47].

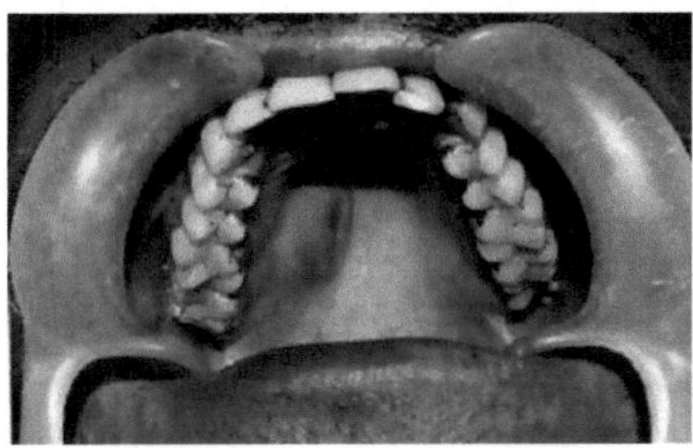

*Mucoepidermoid carcinoma of palate.*

O tumor de baixo grau de malignidade surge normalmente como uma massa indolor, de crescimento lento, que simula o adenoma pleomórfico. No entanto, ao contrário do adenoma pleomórfico, o carcinoma mucoepidermóide de baixo grau raramente excede os 5 cm de diâmetro, não está completamente encapsulado e contém frequentemente quistos que podem estar preenchidos com um material viscoso e mucoide. Os tumores intra-orais deste tipo ocorrem frequentemente em quistos como o palato, a mucosa bucal, a língua e a área retromolar. Devido à sua tendência para desenvolver áreas quísticas, estas lesões intra-orais podem ter uma grande semelhança clínica com o fenómeno de retenção mucosa ou mucocele, especialmente as da área retromolar[2,34,43,80].

O tumor de alto grau de malignidade cresce rapidamente e produz dor, sendo a paralisia do nervo facial um sintoma precoce frequente nos tumores da parótida. O carcinoma mucoepidermóide não é encapsulado, mas tende a infiltrar-se no tecido circundante e, numa elevada percentagem de casos, a metastizar para os gânglios linfáticos regionais. As metástases à distância para o pulmão, osso, cérebro e tecidos subcutâneos também são comuns. Em 1968, Gerughty e os seus colaboradores descreveram um tumor maligno das glândulas salivares, que apresentava caraterísticas tanto de adenocarcinoma como de carcinoma. Eles designaram a neoplasia como carcinoma adeno-escamoso. Os tumores surgiram em glândulas salivares menores das cavidades oral e nasal e da laringe. Revelaram-se extremamente agressivos, com uma tendência marcada para metástases linfonodais regionais e à distância. Várias autoridades, incluindo Bataskais e os seus associados, consideraram o carcinoma adeno-escamoso semelhante, se não idêntico, a um carcinoma mucoepidermóide de alto grau.

**Variantes do tumor**

**Carcinoma mucoepidermóide esclerosante** Embora o carcinoma mucoepidermóide seja a neoplasia maligna primária mais comum das glândulas salivares, a variante morfológica esclerosante deste tumor é extremamente rara, com apenas seis casos registados. Como o seu nome sugere, o carcinoma mucoepidermóide esclerosante caracteriza-se por uma intensa esclerose central que ocupa a totalidade de um tumor típico, frequentemente com um infiltrado inflamatório de plasmócitos, eosinófilos e/ou linfócitos nas suas regiões periféricas. A esclerose associada a estes tumores pode obscurecer as suas caraterísticas morfológicas típicas e resultar em dificuldades de diagnóstico. O enfarte tumoral e o extravasamento de mucina resultando em fibrose reactiva são dois mecanismos que têm sido sugeridos como causa desta variante morfológica.[2,70,71]

**Carcinoma mucoepidermóide intraósseo** O carcinoma mucoepidermóide pode ter origem nos maxilares. Este tipo de tumor é conhecido como carcinoma mucoepidermóide central. Pensa-se que se forma pela transformação maligna do revestimento epitelial dos quistos odontogénicos. O tumor apresenta-se como uma lesão radiolúcida assintomática e, histologicamente, é de baixo grau de malignidade. A mandíbula é três vezes mais frequentemente afetada do que a maxila[2,80].

**Histogénese**

O carcinoma mucoepidermóide é composto por células secretoras de muco, células do tipo epidermoide (escamosas) e células intermédias. As células mucosas têm várias formas e possuem um citoplasma abundante, pálido e espumoso, que apresenta uma coloração positiva para os corantes de mucina. As células epidermóides têm caraterísticas escamóides, apresentam uma forma poligonal, pontes intercelulares e raramente queratinização. Ocasionalmente, podem estar presentes aglomerados de células claras. Estas células claras estão geralmente isentas de mucina e de glicogénio. As células epidermóides, juntamente com as células intermédias e mucosas, revestem os espaços quísticos ou formam massas sólidas ou cordões.

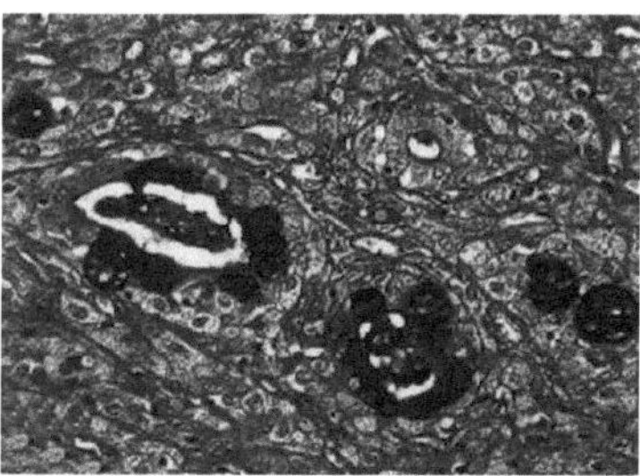

**Coloração PAS. Os dois componentes do tumor são células secretoras de muco, grandes e pálidas, que tipicamente rodeiam espaços quísticos grandes ou pequenos e placas de células epidermóides.**

**Tratamento e prognóstico**:

O tratamento do carcinoma mucoepidermóide é principalmente cirúrgico, embora dados recentes tenham demonstrado respostas favoráveis à radioterapia. Atualmente, a cirurgia seguida de radioterapia é recomendada para tumores de grau intermédio e de alto grau. Os tumores de baixo grau podem ser tratados apenas com cirurgia. A dissecção electiva de gânglios linfáticos não é necessária em doentes com tumores de grau baixo e intermédio; no entanto, este procedimento é recomendado em tumores de grau elevado, uma vez que relatadas metástases cervicais ocultas em dois terços destes casos[2,3,4,80].

**d)CARCTNOMA DE EPTDERMOTD:**

Este tipo de neoplasia maligna que ocorre nas glândulas salivares tem um prognóstico grave, uma vez que o tumor apresenta propriedades infiltrativas, metastatiza precocemente e recidiva rapidamente. Felizmente, não se trata de uma lesão comum. Embora pareça surgir mais frequentemente nas glândulas salivares major, particularmente na parótida e na submaxilar, pode surgir no tecido das glândulas salivares acessórias.

O local exato origem dos carcinomas epidermóides da glândula salivar ainda não foi definitivamente estabelecido. Parece mais provável que sejam de origem ductal, uma vez que os ductos podem sofrer metaplasia escamosa com facilidade. Standish demonstrou que os ductos das glândulas salivares de animais experimentais podem sofrer metaplasia escamosa numa questão de dias após a implantação de hidrocarbonetos cancerígenos, como o 7,12-dimetilbenza antraceno, e depois desenvolver carcinoma epidermoide. A metaplasia escamosa dos ductos e ácinos das glândulas salivares após a radiação de raios X da boca e da orofaringe também foi relatada por Friedeman e Hall como um achado incidental, embora estes investigadores não pensem que isto represente um fenómeno pré-canceroso. A radiação ionizante tem sido associada ao desenvolvimento de tumores benignos e malignos das glândulas salivares[2,3,4],

**Tratamento e prognóstico:**

O uso combinado de cirurgia e radioterapia é mais suscetível de ser benéfico neste tipo de tumor das glândulas salivares do que na maioria dos outros. Uma vez que a metástase linfonodal regional é um achado comum associado a este tumor, é frequentemente efectuada uma dissecção cervical radical da cadeia linfática local, desde que a lesão primária pareça estar controlada.

**DTAGNOSTS:**

**a)História:**

Uma história fiável e um exame físico cuidadoso são obrigatórios para a avaliação cirúrgica da doença das glândulas salivares. O doente deve ser questionado sobre o início e a duração dos seus sintomas actuais de dor e inchaço e a sua relação com a alimentação, secura da boca e dor de garganta ou trismo. Deve ser registada a existência de qualquer infeção prévia, papeira ou trauma.

**b) Physical examination:**

A inspeção e a palpação da glândula ou região envolvida são geralmente gratificantes, especialmente a palpação bilateral simultânea das glândulas salivares principais, para a deteção de variações no tamanho, contorno e consistência. A palpação bimanual externa e intra-oral pode ajudar a identificar ampliações palatinas e faringotonsilares da porção retromandibular profunda da glândula parótida. Esta palpação bimanual do pavimento da boca e do compartimento submandibular do pescoço pode diferenciar linfadenopatia, cálculos ou massas nas glândulas salivares sublinguais e submandibulares. A inflamação ou os abcessos espaciais são geralmente visíveis e palpáveis. Além disso, os orifícios dos canais salivares devem ser observados em termos de eritema, edema e do carácter e fluxo da saliva. A palpação dos principais canais e glândulas salivares pode ajudar a exprimir cascalho ou pequenos cálculos. A inserção de uma sonda lacrimal fina no orifício do ducto submandibular ou parotídeo é útil na identificação de cálculos ou estenoses.

A paralisia de um único ramo do nervo facial mais próximo de um tumor parotídeo ou submandibular é altamente sugestiva de um processo maligno. A paralisia completa do nervo facial ou hipoglosso na presença de ûma massa pedregosa, dura, infiltrativa e fixa é um sinal facilmente distinguível, mas tardio, de malignidade. Por vezes, estas massas tumorais podem não ser palpáveis nas porções profundas da glândula e só podem ser inferidas a partir das alterações funcionais do nervo. O diagnóstico diferencial deve considerar doenças sistémicas, bem como neoplasias metastáticas que envolvam as glândulas salivares ou os seus gânglios linfáticos regionais.

**c) INVESTIGAÇÕES:**

Embora existam muitas causas possíveis de edema nas glândulas parótidas e submandibulares ou à sua volta, geralmente o padrão é suficientemente caraterístico para permitir o diagnóstico. No entanto, podem ser necessárias investigações especiais para distinguir a doença neoplásica da inflamatória.

- **Biópsia:**

Devido ao risco de semear células tumorais em planos de tecido limpo, comprometendo assim a excisão subsequente, os tumores das glândulas salivares maiores não devem ser biopsiados antes da cirurgia definitiva. De facto, Conley chamou à parotidectomia superficial a grande biopsia e sugere que nada menos do que isso é aceitável como tratamento para os tumores da parótida no lobo superficial. Uma exceção a isto é o tumor obviamente maligno que envolve a

pele sobrejacente, em que não há nada a perder com a realização de uma biopsia[14,15].
Tem sido sugerido que a biopsia por aspiração com agulha fina pode ser útil para efetuar um diagnóstico pré-operatório. Tendo em conta as variações nas aparências histológicas de muitos tumores das glândulas salivares, parece altamente improvável que essa técnica de amostragem aleatória possa ser fiável. De facto, muitas vezes, o histopatologista só é capaz de fazer um diagnóstico definitivo depois de visualizar várias secções retiradas de todo o tumor. Algumas células aspiradas através de uma agulha não dão qualquer indicação sobre a arquitetura do tumor. Os autores actuais não confiam na PAAF nas doenças das glândulas salivares. As biópsias de corte verdadeiro também são inaceitáveis nas glândulas salivares maiores devido ao risco de semeadura do tumor.[2,3,4,5,6,68,69,70]

**Sialografia:**

A sialografia é o exame de eleição na doença inflamatória crónica, na doença autoimune e na obstrução dos ductos e é frequentemente realizada como parte da avaliação de rotina de uma massa salivar. A melhor avaliação da função da glândula é obtida a partir de uma película de esvaziamento pós-estimulação. Uma massa pode ser confirmada pela deslocação dos ductos e do tecido glandular adjacente, com os tumores mais profundos a apresentarem tipicamente um aspeto de "mão em garra".
No entanto, isto apenas mostra que a glândula está deslocada por uma massa. A maioria dos tumores da parótida são massas benignas, de crescimento lento e com limites facilmente palpáveis. Uma revisão retrospetiva mostra que a maioria dos sialogramas é desnecessária e não influencia as decisões clínicas. Na melhor das hipóteses, apenas tranquilizam o cirurgião relativamente ao que ele já sabe, nomeadamente que existe uma massa no interior da glândula.
O sialograma é muitas vezes difícil de interpretar, particularmente em lesões pequenas ou periféricas. Não se pode confiar na técnica para indicar malignidade ou mostrar disseminação para além da cápsula da glândula, ou mesmo para distinguir massas superficiais e profundas do lóbulo. As caraterísticas clínicas, como o início recente de crescimento rápido, a fixação do tumor à pele, a fraqueza facial ou a linfadenopatia, quando presente, são mais importantes na identificação de lesões malignas, mas são todos sinais tardios e inconsistentes[1,2,3].

**Tomografia computorizada:**

A TC demonstra pequenas diferenças na atenuação dos raios X dos tecidos moles e a distinção entre a glândula e os tecidos moles adjacentes é muito melhorada. Permite também o exame no plano transversal. A densidade da glândula varia consideravelmente, mas é sempre superior à da gordura e inferior à do músculo. A glândula parótida está dividida em lóbulos superficiais e profundos, unidos por um istmo, estando o nervo facial situado num plano entre os dois lóbulos. Quando uma massa ocupa uma posição ao longo do trajeto do nervo, a TC pode ajudar a demonstrar a relação da massa com o nervo. Esta informação tem valor pré-operatório para o cirurgião, uma vez que a remoção de uma lesão que distorce a anatomia no forame estilomastóideo, ou que tem um componente significativo na profundidade do nervo, é provavelmente mais demorada. A maioria das massas parotídeas tem uma densidade relativamente baixa, semelhante à dos tecidos moles, e é facilmente demonstrada. Os tumores do lobo profundo são tão fáceis de visualizar como os tumores superficiais, e a extensão da lesão é demonstrada com precisão. A TC não consegue prever com fiabilidade se uma lesão é benigna ou maligna, mas a maioria das lesões benignas são bem definidas. No entanto, por vezes, uma lesão maligna ou um gânglio linfático aumentado podem dar uma imagem idêntica. As lesões agressivas com margens irregulares ou indistintas sugerem malignidade. A extensão para a fossa infratemporal, para a base do crânio ou a presença de depósitos metastáticos confirma o diagnóstico. Múltiplas lesões sugerem linfoma maligno, tumor de Warthin ou metastático.[1,2,3] A tomografia computadorizada é de grande valia na distinção entre doença salivar intrínseca e extrínseca, e pode ajudar a distinguir tumores do lobo profundo da parótida dos tumores laterais da faringe. Os tumores parafaríngeos estão normalmente separados da glândula por uma camada de gordura normal. Se essa camada não for vista entre a massa e a glândula parótida, a lesão é provavelmente um tumor do lobo profundo da parótida, embora lesões muito grandes obliterem esse plano e dificultem o diagnóstico. A utilização de um meio de contraste intravenoso pode ser útil para demonstrar a relação dos tumores das glândulas salivares principais com os vasos principais e a malformação vascular. Os tumores do glomus vagale e as malformações arteriovenosas aumentam dramaticamente após a administração de contraste. Ambas as lesões podem imitar clinicamente os tumores da parótida do lobo profundo. No passado, a TC e a sialografia eram defendidas. Com os scanners modernos, a resolução é tal que não há nada a ganhar com a injeção de meio de contraste na glândula.

• **Imagem por ressonância magnética**:

Apesar da vantagem de a ressonância magnética não envolver radiação ionizante, trata-se de um exame dispendioso e atualmente menos disponível do que a TC. Em termos de imagiologia dos tumores das glândulas salivares, tem pouca vantagem sobre a TC para as glândulas maiores, uma vez que ambas as modalidades distinguem claramente o tumor das estruturas normais. No entanto, para os tumores das glândulas menores no palato e para quaisquer tumores na fossa infratemporal ou à volta da base do crânio, a RM é mais eficaz na visualização da invasão óssea precoce[1,2,3,4].

**• Ultrassom**:

O papel da ecografia na doença da parótida ainda não foi estabelecido. A porção superficial da glândula, tal como a tiroide, é facilmente acessível ao exame ecográfico. A parte profunda é, no entanto, obscurecida pela mandíbula. Da mesma forma, o lobo superficial da glândula submandibular é acessível.

A glândula normal é homogénea e produz ecos finos e de médio alcance. Os seus limites, embora não estejam bem delineados, são facilmente visualizados. Os pontos de referência adjacentes úteis são a mandíbula, que é linear e muito mais ecogénica, e os músculos masseter e esternomastóideo, que são pouco ecogénicos, em comparação com as glândulas parótidas ou submandibulares. A ultrassonografia não pode caraterizar uma lesão focal, mas várias caraterísticas ultra-sônicas podem indicar a provável etiologia. Os adenomas pleomórficos, por exemplo, têm eco fraco, são bastante bem definidos e podem apresentar realce acústico posterior.

Os tumores de Warthin são frequentemente mais ecogénicos. Os gânglios linfáticos aumentados aparecem como áreas ecopoiéticas e, mais uma vez, tendem a mostrar realce acústico posterior. A inflamação crónica faz com que a glândula pareça menos homogénea do que o normal, e pode ser possível distinguir ductos dilatados em casos avançados. Os cálculos também podem ser visualizados como regiões ecologicamente brilhantes com sombra acústica posterior, o que pode ser útil quando a sialografia é contra-indicada na inflamação aguda.

Embora a ultrassonografia necessite de uma avaliação mais aprofundada do seu papel na imagiologia salivar, parece ser útil na deteção de lesões focais, a estrutura do eco e as margens por vezes dão indicações entre lesões benignas e malignas. A técnica é não invasiva, não dispendiosa e relativamente rápida, pelo que pode ser considerada como a primeira linha de investigação de uma tumefação da glândula salivar.

**• Cintigrafia:**

No passado, defendia-se a cintigrafia com pertecnetato de tecnécio. Exceto no caso do tumor de Warthin, que aparece sempre como um ponto quente, os resultados da cintigrafia são confusos. Todos os outros tipos de tumores podem ser visualizados como pontos quentes ou frios no interior da glândula, pelo que os exames não têm qualquer utilidade. A cintigrafia para avaliar a função da glândula pode por vezes ser útil. Por exemplo, ocasionalmente os doentes queixam-se de sintomas contínuos após uma lobectomia superficial e, nesta situação, a cintigrafia revelará qualquer atividade persistente no lobo profundo.

## UMA CONSTDERAÇÃO DAS CARACTERÍSTICAS CLÍNICAS DAS NEOPLASIAS SALIVARES E DA POLÍTICA DE GESTÃO

Nas glândulas salivares menores e nas glândulas sublinguais colocam-se poucos problemas práticos, para além dos que são comuns ao tratamento de todas as neoplasias malignas. Um nódulo suspeito pode ser submetido a biopsia com um risco reduzido de sementeira. Uma vez efectuado um diagnóstico histológico definitivo, podem ser utilizadas medidas cirúrgicas e de radioterapia padrão. No caso da submandibular, a biopsia acarreta o risco de derrame, mas não há qualquer dificuldade prática em efetuar uma cirurgia radical. A biopsia pré-tratamento comporta um risco de sementeira e existem dificuldades especiais associadas a estes procedimentos na parótida, nomeadamente a de excisar a cicatriz da biopsia com o tumor na operação definitiva. Como a dissecção lateral da ferida não é permitida, a identificação dos ramos do nervo facial não é fácil. No caso de uma neoplasia na parte profunda, pode ser necessária uma parotidectomia superficial antes de o operador poder identificar e alcançar a neoplasia suspeita. Algumas neoplasias malignas do lobo profundo podem apresentar dor na distribuição nervo auriculo-temporal como único sintoma e numa altura em que são demasiado pequenas para serem vistas num sialograma ou numa TAC. Nestes casos, o médico pode deparar-se com um dilema grave, uma vez que, mesmo que a glândula seja explorada, pode haver pouca indicação do local a partir do qual se pode uma biopsia positiva. Os tumores muito grandes da parte profunda que se apresentam como tumefacções do palato mole e da face lateral são acessíveis para biópsia a partir deste aspeto de razoável segurança. Felizmente, uma consideração da incidência relativa das neoplasias salivares e do seu modo de apresentação ajuda a simplificar o problema.

**Clinical presentation of salivary neoplasm:**

O diagnóstico diferencial de neoplasias salivares de outras causas de um nódulo discreto numa glândula salivar foi discutido anteriormente.

De um modo geral, o médico será confrontado com um nódulo de aumento lento, mas sem sintomas, ou com um inchaço de aumento mais rápido com uma ou mais caraterísticas sugestivas de uma neoplasia maligna. Neste contexto, o aumento lento pode significar um nódulo descoberto alguns meses antes, mas que não se alterou desde então, ou um nódulo que esteve presente e aumentou de tamanho, mas apenas ao longo de muitos anos; por vezes dez, vinte ou trinta anos. O crescimento rápido pode significar um nódulo que aumentou continuamente desde que foi detectado há apenas algumas semanas ou que aumentou progressivamente durante 18 meses ou 2 anos.

**c)Neoplasias salivares de crescimento lento:**

Os adenomas pleomórficos, os adenolinfomas, outros adenomas monomórficos e os quistos simples são todos benignos e podem apresentar-se como inchaços de crescimento lento, mas sem sintomas. Os tumores muco-epidermóides de baixo grau, os tumores acínicos de baixo grau e os carcinomas adenóides quísticos também têm um crescimento lento, mas são malignos.

Os quistos simples são raros e devem ser descartados, uma vez que é praticamente impossível distingui-los da ocorrência mais comum de um quisto de grandes dimensões num adenoma pleomórfico ou num carcinoma muco-epidermoide.

Na glândula parótida, a maior parte destes tumores de crescimento lento são benignos e 80% são adenomas pleomórficos. De facto, se o nódulo for firme, lobulado e móvel, é quase certo que é este o diagnóstico. Outros cerca de 10% serão adenolinfomas, muitos dos quais serão detectados devido à sua incidência na idade e no sexo e à produção de um ponto quente num exame com tecnécio. As restantes neoplasias benignas não serão distinguidas de um adenoma pleomórfico, mas o seu reconhecimento exato no pré-operatório não tem qualquer importância.

Muitos carcinomas muco-epidermóides de baixo grau são moles e indistinguíveis à palpação de um adenoma pleomórfico com um estroma marcadamente mixoide ou cístico. Os que têm um componente epidermoide considerável são nitidamente duros. Os tumores de células acínicas são discretos e firmes ou moles e, mais uma vez, assemelham-se ao adenoma pleomórfico mais comum, exceto que raramente são lobulados. Os que são moles e ovais podem também assemelhar-se a um gânglio linfático envolvido por linfoma, doença de Hodgkin ou sarcoide. Os carcinomas adenóides quísticos tendem a produzir um nódulo fixo, mas este só pode ser apreciado se for superficial na parótida. Mesmo quando está presente há alguns anos sem outros sintomas, o diagnóstico não deve ser descartado.

Para todas estas condições, ou seja, para o nódulo de crescimento lento sem outros sintomas, a parotidectomia com conservação do nervo facial é o tratamento correto em primeira instância. Uma proporção de adenomas pleomórficos que se encontram mais profundamente na glândula será reconhecida pelo que é após palpação e inspeção, à medida que a glândula é mobilizada. Os adenolinfomas têm uma tonalidade escura avermelhada ou acastanhada, que é caraterística quando observados durante a operação. Nos casos em que os ramos do nervo facial ainda estão separados pela sua bainha de tecido conjuntivo, a sua preservação é geralmente sem risco. Se os tumores estiverem obviamente infiltrados, a margem excisada à sua volta deve ser aumentada e mantida mais uniforme em extensão. Quando os ramos do nervo penetram claramente na neoplasia, devem ser sacrificados e reparados com enxertos nervosos. Este tipo de tratamento é suscetível de proporcionar uma remoção adequada dos tumores muco-epidermóides de baixo grau ou dos tumores de células acínicas. A amostra deve ser etiquetada para facilitar a orientação. Nos casos em que as excisões são incompletas, é possível efetuar radioterapia pós-operatória.

Quando o exame histológico da amostra revela que se trata de um carcinoma adenoide cístico, é quase certo que a excisão é inadequada devido à infiltração perineural. Deve ser considerada a necessidade de uma cirurgia adicional e mais extensa, incluindo a excisão de toda a superfície da ferida anterior, radioterapia pós-operatória ou uma combinação destes tratamentos adicionais. Na prática, a incapacidade de remover completamente um carcinoma adenoide cístico da parótida não é tão infeliz como em alguns outros locais onde é mais fácil efetuar uma excisão extensa.

Apenas 60% das neoplasias da glândula submandibular são benignas, mas apenas 5% destas são adenomas monomórficos. A fixação da glândula submandibular deve colocar os tumores no grupo clinicamente maligno. Por conseguinte, o grupo de "crescimento lento" contém praticamente apenas adenomas pleomórficos, tumores muco-epidermóides, carcinomas adenóides quísticos e tumores de células acinares, que não ultrapassaram a cápsula. A maioria deve ser tratada de forma satisfatória através da excisão extra capsular da glândula.

Para além do aumento rápido, as caraterísticas que sugerem malignidade são a dor, a invasão e reabsorção do osso, a limitação da abertura da mandíbula e a paralisia facial. A paralisia pode ser precedida de espasmo dos músculos faciais ou de contracções após pressão ou percussão sobre o nervo facial. A ressecção em bloco de uma neoplasia maligna da parótida levanta uma série de problemas. Em primeiro lugar, existe a necessidade de sacrificar o nervo facial. Em segundo lugar, a glândula está encravada num espaço confinado, pelo que a extensão medial da cirurgia leva rapidamente o operador até à veia jugular interna e à artéria carótida interna, no ponto em que estas emergem ou entram no crânio. A obtenção de uma margem adequada anteriormente não é difícil, mas posteriormente isso pode significar a ressecção do osso temporal. Esta cirurgia não pode ser considerada sem uma prova histológica da natureza da doença, pelo que é essencial efetuar uma biopsia. Esta pode ser efectuada antes ou durante operação e uma área de secção congelada e cuidadosamente suturada e selada no local da biopsia. A ferida operatória final é cuidadosamente irrigada antes do encerramento. A incidência dos tumores mais agressivos da parótida é pequena e a experiência de um centro raramente é grande. No passado, as neoplasias salivares eram consideradas radio-resistentes e os clínicos tendiam a aconselhar a cirurgia, ou a cirurgia com radioterapia pós-operatória, como as únicas formas de tratamento. Possivelmente, esta atitude deveu-se aos resultados obtidos com os adenomas pleomórficos, que geralmente são radio-resistentes. A irradiação permite geralmente travar o seu aumento e pode provocar uma redução do seu tamanho. Raramente os destrói e, após um período de latência, ocorre um novo crescimento. Por outro lado, existem amplas provas de que a radioterapia pós-operatória reduz a taxa de recorrência após a sua enucleação. Atualmente, poucos duvidam que a cirurgia cuidadosa é o tratamento adequado para os adenomas pleomórficos. No entanto, as neoplasias de crescimento rápido e francamente malignas parecem responder mais favoravelmente à radioterapia. Existe um corpo crescente de opinião de que uma combinação de radioterapia pré-operatória e cirurgia dá melhores resultados do que a cirurgia isolada. Isto oferece as seguintes linhas de tratamento possíveis para as neoplasias agressivas da parótida de crescimento rápido.

A glândula pode ser explorada, o local do tumor identificado e um relatório de secção congelada obtido para estabelecer a natureza do crescimento. É então efectuada uma parotidectomia total com secção nervo facial e radioterapia pós-operatória para erradicar qualquer tumor residual. As vantagens são que a morbilidade e a mortalidade do tratamento operatório são reduzidas e os erros de diagnóstico são reduzidos, sendo a confirmação histológica obtida antes de serem tomadas quaisquer medidas irrevogáveis. Finalmente, o volume do campo cirúrgico que será contaminado com neoplasia e que deve ser tecido maligno não é indevidamente perturbado. As desvantagens são o facto de as extensões intra-ósseas deixadas pela cirurgia poderem ser mais difíceis de tratar por radioterapia do que as dos tecidos moles.

A radioterapia pré-cirúrgica é o tratamento mais local e é melhor precedida de uma biópsia para confirmar o diagnóstico, embora isso tenha problemas, que foram discutidos acima. A cirurgia que se segue pode ser tão radical quanto o operador considere adequado. Pode ser mais do que um enxerto total, ou pode ser uma operação alargada que envolva outras estruturas, na tentativa de obter uma autorização cirúrgica adequada.

Em alternativa, após a biopsia, a radioterapia pode ser a única forma de tratamento prescrita. Este tratamento pode ser paliativo para lesões extensas, oferecendo talvez uma possibilidade de controlo. Nos tumores mais pequenos, em que o estado geral de saúde do doente é bom, a radioterapia é administrada e a cirurgia é reservada para tratar qualquer tumor residual que permaneça depois de ter sido dado tempo suficiente para que a regressão ocorra. Obviamente, as complicações da cirurgia serão maiores se o atraso após a irradiação for superior a 3-4 meses.

A radioterapia pré-tratamento permite a reconstrução do nervo facial e da mandíbula, através de enxertos nervosos e ósseos, se necessário. A radioterapia pós-cirúrgica evita a necessidade de uma biópsia separada, mas não é possível efetuar um enxerto no momento da cirurgia, uma vez que os enxertos serão destruídos pela radiação. A reparação tardia, nomeadamente do nervo facial, é muito difícil nesta região. Em geral, quando o tumor é razoavelmente acessível, é efectuada uma biopsia pré-tratamento. Nos casos em que o tumor se origina na parte profunda da glândula e está separado da superfície por tecido normal, a escolha é entre a radioterapia pré-cirúrgica administrada sem confirmação do diagnóstico, ou uma combinação de cirurgia primária seguida de radiação pós-operatória. A forma de radioterapia depende claramente da opinião do radioterapeuta e do equipamento disponível.

Menos difícil é o problema da neoplasia da glândula submandibular de crescimento rápido com sinais clínicos de malignidade. Estes incluem a fixação da glândula, a invasão da mandíbula e o aumento da vascularização da pele sobrejacente, dor na língua ou no lábio inferior seguida de anestesia da parte da eventualmente paralisia unilateral da língua por envolvimento do nervo hipoglosso. O objetivo deve ser a biopsia e a radioterapia pré-tratamento, seguidas de cirurgia radical com excisão completa da ferida da biopsia. No entanto, se a massa envolver principalmente o pólo superior, a biopsia deve ser efectuada com precaução devido ao trajeto da artéria facial.

A maioria dos tumores da glândula sublingual são malignos mas, ao contrário das outras glândulas principais, a sublingual é relativamente superficial no pavimento da boca e acessível para uma biopsia. O cirurgião deve evitar o nervo lingual, certificar-se de que a amostra é retirada da neoplasia e não de parte da glândula normal e a ferida não deve abrir amplamente o tecido conjuntivo frouxo do pavimento da boca. Geralmente, não há problemas com a biópsia pré-tratamento de glândulas menores, exceto talvez para algumas na bochecha. Também aqui o tumor pode estar no tecido conjuntivo frouxo e a contaminação da ferida é um risco a ter em conta

## CIRURGIA DA PARÓTIDA

### A) Identificação do nervo facial

Nesse momento, os esforços devem se concentrar na localização da porção extratemporal do nervo facial. O ponto de referência mais constante para o nervo facial é o forame estilomastóideo, entre os processos estiloide e mastoide. No entanto, durante a parotidectomia de rotina, o acesso completo a esta região é difícil. Os seguintes pontos de referência e técnicas podem ser usados para a identificação do tronco do nervo facial durante a parotidectomia superficial e total.[55,58,63,75,76]

**Ponteiro Cartilaginoso Tragal.** Devido à forma inerente da cartilagem tragal, esta assume a forma de um ponteiro, conduzindo o cirurgião ao tronco principal do nervo facial, proximal aos pés. O tronco principal do nervo facial pode estar localizado a cerca de 1 a 1,5 cm de profundidade e inferiormente ao ponteiro tragal.

**Sutura timpanomastoideia.** A próxima referência que pode ser utilizada é traçar a linha de sutura timpanomastoidea medialmente, a cerca de 6 a 8 mm de profundidade, uma vez que esta conduz ao tronco principal do nervo facial.

**Músculo Digástrico.** O ventre posterior do músculo digástrico pode ser usado alternativamente para guiar o cirurgião próximo à saída do forame estilomastóideo, pois o tronco nervoso encontra-se logo acima da margem cefálica posterior do músculo.

**Processo estiloide.** A base do processo estiloide situa-se a 5 a 8 mm de profundidade da linha de sutura timpanomastoideia. O tronco do nervo facial encontra-se na face póstero-lateral do processo estiloide, próximo à sua base.

**Dissecção retrógrada.** A identificação dos ramos inferiores do nervo facial, nomeadamente os ramos cervicais ou mandibulares marginais, é útil se o cirurgião tiver de recorrer à dissecção retrógrada para encontrar a pata anserina. Isto deve ser invulgar. O ramo cervical do nervo facial está localizado lateralmente à divisão posterior da veia retromandibular. Seguindo a veia jugular externa superiormente à divisão posterior da veia retromandibular, chega-se ao ponto onde o ramo cervical cruza a veia. O ramo marginal pode ser encontrado cruzando a veia facial, traçando a veia superiormente a partir do pescoço. Os ramos vestibulares podem ser identificados com uma dissecção cuidadosa junto ao ducto de Stenson, que se situa numa linha imaginária traçada entre o trago e o filtro do lábio superior, a meio caminho entre o canto da boca e o arco zigomático (ou seja, aproximadamente 1 cm abaixo do bordo inferior do arco). Os ramos vestibulares geralmente se encontram logo acima dos ductos. Os ramos zigomático-temporais podem ser identificados quando ascendem sobre o arco zigomático, a meio caminho entre o tragus e o canto lateral do olho, e anteriormente à artéria temporal superficial. Estes ramos podem ser seguidos proximalmente até à pata.

**Mastoidectomia cortical.** Como último recurso, pode ser efectuada uma mastoidectomia para identificar o trajeto intratemporal do nervo facial na mastoide e segui-lo para fora da mastoide à medida que sai do trajeto estilomastóideo do nervo facial e segui-lo para fora da mastoide à medida que sai do forame estilomastóideo.

Uma vez localizado o nervo facial, o tronco principal é traçado até à pata anserina, e a dissecção pode seguir a divisão superior ou inferior. O tecido parotídeo é retirado de cada ramo do nervo facial sequencialmente, utilizando pinças finas e dissecção afiada, tendo o cuidado de não interromper a cápsula do tumor. Finalmente, o ducto parotídeo é ligado e transeccionado, libertando o tumor da porção profunda da glândula. Após a remoção do tumor, a hemostasia é efectuada cuidadosamente com cautério bipolar. Em seguida, coloca-se um dreno e um penso de pressão para evitar o hematoma pós-operatório.

**B) Parotidectomia superficial:**

Esta operação é também designada por parotidectomia conservadora, ambos os nomes inadequados à cirurgia do tumor. O termo parotidectomia superficial implica que a parótida é composta por um lobo superficial separado da parte profunda por uma divisória. Este ponto de vista de que existem duas partes ligadas por um istmo estreito é atualmente rejeitado. No entanto, a parotidectomia superficial pode ser utilizada para descrever a remoção da glândula superficial ao nervo facial. Tanto a parte superficial como a parte profunda, ou seja, a maior parte da glândula, podem ser removidas conforme necessário, com preservação do nervo facial.

O cabelo é cortado e raspado à frente da orelha até à largura de um dedo acima pavilhão auricular, e também atrás da orelha se a linha do cabelo invadir o processo mastoide. Aconselha-se uma lavagem pré-operatória do rosto e do cabelo com uma preparação de esfoliação cirúrgica e solicita-se anestesia hipotensiva, a menos que o estado geral de saúde do doente o contra-indique. Alguns cirurgiões preferem não cobrir o rosto com campos cirúrgicos no lado afetado, de modo a observar eventuais contracções dos músculos faciais. A menos que a estimulação deliberada seja utilizada por rotina para identificar os ramos nervosos, tal é desnecessário e, como a ferida pode estar aberta durante algumas horas, pode aumentar o risco de infeção. É introduzido um pequeno tampão de algodão no meato auditivo externo para evitar que o sangue encha o canal.

Uma solução de 1:200 000 partes de adrenalina em soro fisiológico é injectada sob a pele sobre a parótida, anteriormente ao ouvido externo e junto ao canal auditivo externo. A zona é bastante vascularizada e não devem ser injectados mais de 10 ml.

A incisão começa no interior da linha do cabelo, acima e anteriormente à aurícula, e é levada para baixo e para trás até à margem livre do tragus. Segue-a antes de passar em torno da fixação do lóbulo, sob a cobertura da qual é levada numa curva suave sobre o processo mastoide para se juntar a uma prega cutânea conveniente que passa para baixo e para a frente no pescoço, atrás da mandíbula. Pode ser utilizada uma parte ou a totalidade desta linha, consoante a exposição necessária. No pós-operatório, ocorrerá edema persistente do retalho cutâneo se este for estendido demasiado para trás, por baixo do lóbulo da orelha.

A incisão na prega do pescoço é aprofundada primeiro, expondo e depois dividindo o platisma, que se estende até à extremidade anterior da ferida, até que a fáscia profunda seja vista como um lençol branco. Esta é fácil de identificar, uma vez que é bastante espessa e densa atrás do ângulo da mandíbula. O nervo auricular magno deve ser procurado e encontrado nesta fase. Este nervo encontra-se ao longo de uma linha que une o ponto médio do bordo posterior do esternocleidomastóideo ao ângulo da mandíbula. O nervo atravessa a superfície dos músculos para se situar na ferida cerca de 1 cm abaixo e 1 cm à frente do lóbulo da orelha, geralmente imediatamente abaixo da fáscia profunda e imediatamente a seguir à veia jugular externa. Em alguns doentes, encontra-se mais superficialmente, aparecendo no tecido subcutâneo à medida que a pele é incisada, e deve ser preservada à medida que o retalho é levantado. Verificar-se-á que se ramifica sobre a superfície da glândula e dois ou mais ramos devem ser seguidos e depois divididos. O nervo com os ramos ligados é colocado sob o bordo inferior da ferida para o manter húmido e é mantido com uma ou duas suturas.

Uma vez identificada a fáscia profunda, o resto da ferida é aprofundado até este nível e a pele é reflectida para a frente a partir dela. Haverá relativamente pouca hemorragia e os ramos do nervo facial não estarão em perigo, uma vez que se encontram profundamente na fáscia profunda, no bordo anterior da glândula. À medida que se aproxima o osso zigomático, deve ser deixada alguma gordura subcutânea na fáscia, uma vez que aqui os ramos se encontram mais superficialmente à medida que emergem da parte superior da parótida. Caso contrário, não penetram na fáscia profunda até se atingir o bordo anterior do masseter. A estimulação, quer eléctrica quer por beliscão com pinças, tem sido defendida como um meio de identificar os ramos do nervo facial. Um nervo pode tornar-se refratário à estimulação repetida, tornando ambos os métodos pouco fiáveis. Além disso, o beliscão repetido pode causar danos desnecessários. É preferível aprender a reconhecer os ramos à vista. Muitas vezes, um ou mais ramos são visíveis através da fáscia profunda translúcida, à medida que emergem do bordo anterior da glândula. Abrir a fáscia com uma tesoura de lâmina fina e de ponta romba e separar suavemente as suas camadas pode revelá-los. Mesmo que o tronco do nervo deva ser identificado e traçado para dentro da glândula, é útil identificar alguns dos ramos à medida que emergem anteriormente, porque a neoplasia em expansão tê-los-á empurrado para o lado e os seus trajectos podem dar voltas e reviravoltas inesperadas, tornando vantajoso trabalhar a partir de ambas as extremidades do nervo. À medida que cada ramo é identificado, é etiquetado passando por baixo com um pedaço de seda preta, cujas extremidades são fixadas numa pinça de artéria de mosquito.

O tronco principal do nervo encontra-se a uma profundidade surpreendente da superfície, no ângulo entre o canal auditivo externo ósseo e a superfície anterior do processo mastoide. É encontrado separando primeiro o pólo inferior da glândula da borda anterior do esternomastóideo e depois do processo mastoide e da parte cartilaginosa do meato auditivo externo. O tecido conjuntivo frouxo junto à cartilagem é relativamente avascular, mas o pequeno ramo occipital da artéria auricular posterior, que atravessa a frente do processo mastoide, é muitas vezes um incómodo, uma vez que este se encontra descoberto. A hemostase sistemática e cuidadosa é mantida ou a visibilidade será prejudicada. A ferida é aprofundada anteriormente à margem do esternomastóideo e o pólo inferior é dissecado livremente até à jugular externa, descobrindo o ventre posterior do músculo digástrico. A veia não deve ser dividida e ligada nesta fase, porque isso aumentará o ingurgitamento venoso da parótida e o exsudado dos seus tecidos divididos. O pólo inferior também não deve ser elevado mais para a frente, porque os ramos do nervo facial passam muitas vezes superficialmente à veia e emergem da glândula anterior a ela. De facto, o ramo cervical tende a situar-se perto da veia facial posterior nesta parte do seu trajeto.

A parótida é retraída para a frente à medida que a dissecção prossegue e a extremidade inferior e pontiaguda da cartilagem tragal é descoberta. Imediatamente a seguir a esta, encontra-se o bordo da parte óssea do canal auditivo externo. O nervo está agora próximo e o operador deve proceder com cautela. Surge no ângulo entre o osso timpânico e o bordo anterior do processo mastoide e imediatamente acima do bordo superior do ventre posterior do digástrico. O intervalo entre o osso timpânico e o músculo é curto, mas o nervo pode situar-se tanto na parte alta como na parte baixa do mesmo. Além disso, está coberto pela fáscia timpanoparotídea, que se estende entre a parte posterior da glândula e a fissura timpanomastoideia e que, por ser bastante dura, tem frequentemente de ser cortada com uma tesoura. Sempre que possível, o bordo da fáscia deve ser levantado e o tecido subjacente deve ser separado por dissecção romba até o nervo ser visto como um cordão branco com cerca de 2-3 mm de espessura. O ramo estilomastóideo da artéria auricular posterior passa superficialmente ao nervo para entrar no forame estilomastóideo. A instrumentação grosseira pode rasgar este pequeno vaso, causando hemorragia nesta fase crítica. A lesão deste vaso também deve ser evitada, uma vez que fornece um ramo nutritivo ao nervo. Embora o nervo esteja situado profundamente, não o está mais do que no plano do ventre posterior do digástrico. A dissecção profunda a este nível leva o operador até à veia jugular interna e, se for efectuada acima e anteriormente ao local do nervo, pode revelar o processo estiloide.

O nervo facial e os seus ramos são revestidos por tecido conjuntivo frouxo e encontram-se em túneis no interior da parótida, nos quais as pontas das lâminas de uma pinça curva de artéria mosquiteira podem ser insinuadas. As lâminas são então abertas um pouco para esticar os tecidos e levantadas de modo a levantar as substâncias da glândula da superfície do nervo, um pequeno comprimento do qual pode então ser exposto através de um corte na glândula com uma tesoura. Em alternativa, utiliza-se um bisturi, introduzindo uma pequena lâmina nº. 11 ou no. 15 no túnel, com a parte de trás da lâmina virada para o nervo, de modo a cortar a partir dele. Sempre que se efectua um corte, o nervo adjacente deve ser visto claramente.

Quase imediatamente o tronco nervoso começa a deslocar-se lateralmente dentro da parótida para passar em torno da borda posterior da mandíbula e logo abaixo do colo côndilo. Ao fazê-lo, divide-se numa divisão temporofacial superior e numa divisão cervicofacial inferior. Como o seu trajeto é ascendente em direção ao cirurgião, a sua exposição e a dissecção da glândula são difíceis. No entanto, o procedimento não deve ser apressado, nem executado com demasiada ousadia, para que um ou mais ramos não sejam cortados num ponto onde se encontram mais superficialmente. Em breve, os ramos voltam-se para a frente, paralelamente à superfície da glândula, e o progresso é menos difícil. Geralmente, preferível seguir primeiro a divisão inferior e traçar o ramo cervical ou, pelo menos, o ramo mandibular marginal anteriormente até um ponto em frente da parótida. Desta forma, o pólo inferior pode ser mobilizado completamente. Depois, progredindo para cima, ramo a ramo, é possível obter uma maior mobilização.

No caso de um adenoma pleomórfico, deve ser mantida uma margem de cerca de meio centímetro de tecido aparentemente normal, não só porque o tumor é lobulado, mas também porque alguns pequenos lóbulos periféricos estão ligados por um colo estreito e são facilmente detectados e deixados para trás se a dissecção for demasiado estreita. O tecido adjacente é comprimido numa cápsula fina, mas os cordões e fios de células neoplásicas, que felizmente penetram apenas numa curta distância e são facilmente contidos dentro de uma margem razoável, invadem-na frequentemente. Quando o tumor atinge a superfície da glândula, deve ser deixada alguma gordura subcutânea sobrejacente para o cobrir, à medida que o retalho é levantado. A penetração na superfície profunda coloca-o em contacto com um músculo, como o masseter, ou com tecido conjuntivo frouxo. O primeiro pode ser excisado, sob visão direta, a uma pequena distância do tumor e deixa-se que colapse sobre a sua superfície.

Em geral, os ramos do nervo que passam sobre a superfície do tumor, mas que ainda se encontram dentro de uma bainha de tecido conjuntivo frouxo, podem ser separados com segurança e a sua continuidade preservada, desde que se tenha o cuidado de não romper a superfície do tumor e semear a ferida. Os que passam para o interior do tumor devem ser divididos e o ponto em que emergem deve ser identificado e novamente dividido. Ambas as extremidades são "marcadas" para posterior reparação. Deve ser traçado pelo menos um ramo acima da parte da glândula a ser excisada, para evitar danificá-la desnecessariamente.

As estruturas filamentosas que passam horizontalmente, ou que irradiam da região do tronco principal, são provavelmente nervos e devem ser conservadas. Os ramos diminuem de diâmetro à medida que são traçados perifericamente, em contraste com o ducto principal, que aumenta de tamanho até atingir 2-3 mm de secção transversal à medida que emerge da glândula anteriormente. Passa depois na diagonal para cima e para a frente. Os vasos sanguíneos, com exceção do facial transversal, correm geralmente de baixo para cima e, ao contrário dos nervos, têm elasticidade, pelo que, com cuidado, podem ser distinguidos. Os ramos do grande nervo auricular diferem dos do facial por permanecerem na superfície da glândula ao serem traçados posteriormente.

Podem ser encontrados ramos de interconexão que unem verticalmente dois ramos periféricos e, se possível, devem ser conservados. Em geral, os nervos passam superficialmente à veia retromandibular, mas alguns podem passar profundamente a ela. É necessária uma mobilização cuidadosa tanto do nervo como da veia, com divisão e ligadura desta última. Os pequenos vasos devem ser selados com diatermia, agarrando-os com precisão com uma pinça de artéria fina e tocando-os brevemente com o elétrodo, evitando danos nos nervos adjacentes.

Os adenomas monomórficos, como o adenolinfoma, podem ser tratados da mesma forma. De facto, se forem reconhecidos pelo que são, podem ser excisados no pré-operatório com uma margem suficiente para garantir a sua remoção completa.

Os tumores muco-epidermóides de baixo grau ou os tumores de células acínicas, se reconhecidos como tal, devem ser removidos com uma margem um pouco maior e mais uniforme. Se, aquando da operação, o cirurgião suspeitar de um carcinoma adenomiótico ou de uma alteração maligna num tumor benigno, a excisão local com uma margem é provavelmente a melhor solução, seguida de um tratamento posterior baseado no relatório histológico. Uma vez removido o tumor, a ferida deve ser lavada abundantemente com soro fisiológico e o hemostático deve ser verificado à medida que a pressão sanguínea aumenta. Se necessário, os ramos do nervo são reparados. Quando se perde apenas um pequeno comprimento, pode ser possível aproximar as extremidades. Caso contrário, corta-se um enxerto do grande auricular e efectua-se uma anastomose, com seda oftálmica 7/0 atraumática ou catgut fino através da bainha do nervo, para aproximar o nervo de ponta a ponta. Um dreno de vácuo é passado através da pele abaixo da orelha, a ferida é fechada em duas camadas e é aplicado um penso de pressão ligeira. 1,2,3,4,7,8,55,58,63,75,76

**C) Parotidectomia total:**

Uma ablação anatomicamente completa de todos os fragmentos da parótida não trará qualquer benefício particular ao doente, nem é, de facto, prática, uma vez que a glândula se encontra tão apertada em todas as fendas do seu leito. Uma remoção mais completa do que a descrita acima será praticada quando uma massa de crescimento lento, não clinicamente maligna, estiver presente na parte profunda. O nervo facial é dissecado em primeiro lugar, dividindo apenas os tecidos superficiais necessários para mostrar o nervo. Em seguida, é mobilizado completamente da glândula e a porção profunda da glândula com o tumor contido é removida. A outra indicação para a parotidectomia total é quando uma pequena neoplasia é reconhecida clinicamente como maligna e, para garantir a margem necessária para conter a lesão, decide-se remover a glândula sem tentar dissecar o nervo. Deve considerar-se cuidadosamente a conveniência da biópsia e da secção congelada antes de se dividir o tronco principal do nervo. Um tumor grande e de crescimento lento da parte profunda da parótida pode apresentar-se como um inchaço do palato mole. Caracteristicamente, isto torna-se mais óbvio quando o doente diz "ah" e levanta o palato mole. Ao exame sob anestesia, é evidente que se trata de uma massa grande, que aumentou de tamanho, que se projecta muito mais para dentro da cavidade oral e cuja periferia é mais fácil de definir por palpação. De facto, se estiver inteiramente dentro do palato mole, será relativamente móvel sob os dedos do examinador. Uma neoplasia da arte profunda da parótida entra no palato mole através do intervalo entre o processo estiloide e a parte posterior da mandíbula. Tem frequentemente a forma de um sino, com o istmo situado neste intervalo. A porção lateral é habitualmente suficientemente grande para que a glândula seja consideravelmente marcada num sialograma, como é bem demonstrado numa TAC. Quando o envolvimento do palato mole é considerável, a biopsia pode ser efectuada neste aspeto. A melhor forma de o fazer é sob anestesia geral com uma infiltração local de vasoconstritor, para que a natureza dos tecidos incisados não seja obscurecida pela hemorragia. É provável que as lesões estejam separadas da membrana mucosa por uma camada de músculo palatino. Esta deve ser dividida antes da recolha da amostra ou o fragmento não conterá tecido tumoral. Uma vez confirmada a sua natureza benigna, a operação definitiva pode ter lugar quando a cicatriz da ferida deve ser excisada em continuidade com a massa principal. É levantado um retalho de pele da forma habitual, mas a incisão numa prega cutânea do pescoço é continuada até à região do primeiro molar. O nervo facial é dissecado, deixando uma camada de tecido glandular sobre a superfície do bordo inferior do ângulo da mandíbula e o masséter elevado do osso. É efectuado um corte vertical na mandíbula, semelhante ao utilizado para uma osteotomia vertical sub-sigmoide, desde a incisura sigmoide até ao bordo inferior, contornando logo atrás do forame mandibular. O pterigoide medial é libertado do fragmento posterior para que possa ser deslocado para a frente, lateralmente ao fragmento anterior. Isto abre o intervalo entre a mandíbula e o processo estiloide, através do qual o tumor passou. Como alternativa, a mandíbula pode ser seccionada na região pré-molar anterior ao forame mental e o ângulo retraído para cima. [1,2,3,4,7,8,55,58,63,75,76]

O pólo inferior da parótida é mobilizado e a superfície dos músculos digástrico e estilo-hióideo é seguida até às suas origens. O músculo estilo-hióideo pode ser dividido perto do processo estiloide e virado para a frente. A artéria carótida externa será encontrada emergindo acima dos músculos e deve ser dividida. A origem da artéria facial deve ser identificada para verificar a identidade do vaso. Os ramos do nervo facial são reunidos em dois feixes relacionados com as divisões superior e inferior e cada um é apoiado em fitas. À medida que a glândula parótida e o tumor são , o feixe inferior pode ser deslizado sob o pólo inferior, de modo a que a massa seja elevada entre os dois feixes. Em alternativa, a glândula pode ser retirada por baixo de ambos os feixes, consoante a manobra que for mais conveniente.

Nesta fase, a boca, que foi preparada no início com "Phisomed", é descoberta e introduzida. Injecta-se uma solução de adrenalina 1:200 000 em soro fisiológico no palato mole sobre o inchaço e faz-se uma incisão vertical, circunscrevendo qualquer cicatriz de biopsia. Os seus bordos são minados, deixando uma fina camada de tecido muscular e conjuntivo sobre os tumores. Ao trabalhar através de ambas as feridas, a massa pode ser libertada, principalmente sob visão direta. Deve ter-se muito cuidado por cima e, sobretudo, por trás da lesão, com receio de danificar a veia jugular interna ou a artéria carótida interna, ambas situadas profundamente ao processo estiloide. O corte às cegas não é, portanto, permitido, sendo os tecidos sempre divididos sob visão direta.

Após a remoção da massa, a ferida é irrigada e os tecidos orais são fechados com fio crómico 4/0 como sutura contínua. Os campos cirúrgicos são recolocados sobre a boca, as luvas são trocadas e os fragmentos mandibulares são ligados com fios. A ferida pré-auricular é fechada em camadas com drenagem da forma habitual.

**D)Mandibulectomia da parótida:**

A mandibulectomia da parótida é indicada quando há invasão da mandíbula por uma neoplasia maligna e quando se espera que, em relação às suas outras superfícies, se possa obter uma margem adequada. A face e a boca são preparadas e um retalho de pele é levantado, como para a excisão de uma neoplasia benigna da parte profunda da parótida. A glândula é mobilizada posterior e inferiormente e o tronco principal do nervo facial é identificado. São dissecados tantos ramos quanto possível sem invadir margem necessária em torno da neoplasia. Pode ser necessária a secção tronco principal e o sacrifício de todo o nervo. Os tecidos são divididos anteriormente à linha de excisão e todos os ramos periféricos são marcados, particularmente aqueles que devem ser abertos e o côndilo mobilizado. O masseter é separado do arco zigomático e a mandíbula é dividida na região do terceiro molar. Os ramos parotídeo e mandibular são inclinados para cima e para a frente e separados do processo estiloide e dos seus músculos anexos. Os eventuais bráquetes da divisão cervicofacial, que tenham sido conservados, são reunidos num feixe com um laço de fita adesiva e colocados sobre a amostra. A elevação do ramo é então possível e um dedo pode ser passado para cima, medialmente ao músculo pterigoide medial, definindo a sua origem a partir da tuberosidade e da placa pterigoide. As lâminas de uma tesoura robusta são passadas ao longo do dedo para cortar primeiro as fibras ligadas tuberosidade e depois as restantes. Imediatamente antes de se fazer isto, a carótida externa deve ser identificada onde emerge por detrás do estilo-hióideo no seu bordo superior e entra na superfície profunda da glândula. É então ligada, utilizando uma agulha de aneurisma, e transeccionada. Isto evita a hemorragia problemática da artéria maxilar quando o pterigoide medial é seccionado[1,2,6,7,8,45,46].

Uma forte tração para baixo permitirá agora a separação da inserção do temporal no processo coronoide. Quaisquer ramos superiores intactos do nervo são reunidos para cima num laço de fita adesiva e a peça é rodada para fora em torno do côndilo para expor o músculo pterigoide lateral, que é então dividido sob visão direta para completar a excisão.

Quando a hemostasia estiver concluída, a artéria maxilar é procurada e ligada. O nervo facial é reparado utilizando o nervo auricular magno como enxerto, se necessário, e, se possível, parte do temporal é rodada para baixo para cobrir o enxerto do nervo. Pode ser colocado um enxerto ósseo da mandíbula, a não ser que se opte uma radioterapia pós-operatória. De facto, existe também algum risco de insucesso mesmo após radioterapia pré-operatória. O enxerto ósseo numa segunda operação acarreta um risco inaceitável para os ramos residuais do nervo facial e para qualquer enxerto nervoso bem sucedido. A recuperação da função dos músculos faciais é mais importante do que a continuidade dos músculos faciais é mais importante do que a continuidade da mandíbula. Quando o ramo não é substituído por um enxerto ósseo, o doente fica com uma depressão profunda à frente da orelha, mas esta pode ser coberta por um penteado adequado. Haverá também uma tendência acentuada para a mandíbula oscilar para o lado afetado, sendo necessário um treino precoce para ultrapassar esta situação. Mesmo com um enxerto, o doente deve praticar a manutenção da oclusão cêntrica e o controlo da mandíbula com os músculos remanescentes, logo que a cicatrização inicial esteja concluída.

, será útil obter uma folga mais ampla. Quando o côndilo é invadido, a fossa articular e a eminência também podem ser removidas. O processo estiloide e os músculos estilóides podem ser excisados para aumentar a margem na profundidade da ferida, mas isto deve ser feito após a ressecção da massa principal. A tentativa de o fazer antes convida a danificar a artéria carótida interna e a veia jugular interna antes de haver exposição suficiente para o controlo da hemorragia. Embora uma camada adicional de tecido possa ser removida com esta manobra, existem desvantagens. Uma vez removido o processo estiloide e os seus músculos, os vasos principais ficam a descoberto no fundo do grande espaço potencialmente morto e protegidos apenas por um retalho de pele. A rutura da ferida pode levar à rutura da artéria carótida interna ou da veia jugular interna. Os músculos temporais devem ser cobertos para lhes dar proteção adicional. 1,2,3,4,35,36,37

**E)Temperoparotidectomia:**

A ressecção em pequena escala do canal auditivo externo pode ser incluída com a excisão do pavilhão auricular e da pele sobrejacente da parótida quando estas estruturas estão envolvidas. A deficiência pode ser colmatada com um retalho deltopeitoral ou outro retalho adequado. Sem grande dificuldade, o processo mastoide também pode ser descolado. Isto pode ser feito para descobrir o tronco do nervo facial o suficiente para tornar possível a sutura e o enxerto do nervo. No entanto, a remoção do osso do meato externo e do processo mastoide pouco contribui para melhorar a margem de segurança nos casos em que o osso foi invadido posteriormente.

Os problemas do tratamento por radioterapia de uma neoplasia maligna que está a invadir o osso temporal são de duas ordens. Em primeiro lugar, é necessário assegurar uma margem adequada dentro do volume irradiado, evitando ao mesmo tempo doses elevadas no cérebro, e, em segundo lugar, tratar eficazmente um tumor que invade o osso denso. Deve considerar-se o tratamento paliativo com radiação isolada ou a radioterapia pré- ou pós-operatória e a parotidectomia total, reconhecendo as limitações destes tratamentos, mas tendo a certeza de uma baixa mortalidade operatória e de uma morbilidade relativamente baixa. A alternativa é uma combinação de radioterapia pré-operatória e cirurgia radical extensa.

A excisão do osso temporal no caso de carcinoma do ouvido médio é um procedimento padrão, embora seja realizado com pouca frequência. A extensão de uma neoplasia da parótida para o osso temporal é, portanto, passível de excisão da glândula parótida, do ramo da mandíbula e da articulação temporo-mandibular, juntamente com o osso temporal. A operação comporta um risco considerável devido à necessidade de seccionar o osso denso e de o separar da artéria carótida interna, da veia jugular interna e dos seios sigmoide, petroso superior e petroso inferior. A dura-máter deve ser coberta de forma adequada durante o fechamento da ferida. O nervo hipoglosso é mobilizado e anastomosado aos ramos periféricos do nervo facial no final da operação. [1,2,3,4,7,8,55,58,63,75,76]

## EXTRACÇÃO EXTRACAPSULAR GLÂNDULA SALIVAR SUBMANDIBULAR:

Existe uma maior incidência de recidiva na glândula submandibular do que na parótida após a excisão de neoplasias de crescimento lento, incluindo o adenoma pleomórfico. Tal não deveria acontecer porque o problema cirúrgico é menos difícil.

A glândula é removida juntamente com a sua fáscia de revestimento, que é separada dos ventres anterior e posterior do músculo digástrico e do músculo estilo-hióideo. À medida que a fáscia e a glândula são mobilizadas para cima a partir das superfícies do hioglosso, o nervo hipoglosso é identificado e protegido. Os vasos sanguíneos do nervo são inevitavelmente danificados e a hemostasia deve ser efectuada com cuidado para evitar danos no nervo. A artéria facial é captada à medida que emerge de sob a cobertura do músculo estilo-hióideo e novamente na superfície lateral da mandíbula. O ramo mandibular marginal do nervo facial é isolado e preservado e, em seguida, a fáscia é dividida no bordo inferior da mandíbula. Anteriormente, a glândula tem de ser separada do músculo milo-hióideo, mas, se necessário, pode ser incluído algum músculo na amostra. Posteriormente, o trato angular da fáscia tem de ser cortado com uma tesoura para permitir que a glândula no seu invólucro fascial seja puxada para baixo. Este passo é o mais difícil, porque é importante não agarrar a glândula com instrumentos, particularmente pinças de tecido, para que o tumor não se rompa. Quando necessário, o pólo superior pode ser mobilizado através da boca. Um assistente pode então deprimir a glândula em direção à ferida submandibular para permitir a conclusão da operação. O nervo lingual partilha a mesma bainha facial que a glândula no pólo superior. Durante a excisão por doença inflamatória, o nervo é sempre separado da glândula com uma faca ou tesoura. No entanto, se o nervo parecer estar envolvido num tumor, é seccionado à frente ou atrás da glândula e a extremidade cortada é suturada. Se houver uma margem de tecido maior do que a cápsula imediata, esta é dividida ao longo do bordo inferior e retirada da fossa submandibular. A cápsula deve ser dividida ao nível da linha milo-hióidea para que o nervo lingual possa ser encontrado e libertado, como descrito acima. O ducto é dividido logo atrás da papila e a ferida é fechada em camadas com drenagem da forma habitual.

**Excisão radical de neoplasias da glândula salivar submandibular ou sublingual**

A excisão de uma neoplasia invasiva francamente maligna da glândula salivar submandibular ou sublingual incluirá a língua desse lado, o pavimento da boca e a mandíbula, juntamente com uma dissecção radical do pescoço se existirem nódulos palpáveis. A técnica difere pouco dos procedimentos padrão para neoplasias da mandíbula.

**EXCEPÇÃO DOS TUMORES SALIVARES PALATINOS:**

Pequenos adenomas pleomórficos palatinos causam geralmente reabsorção por pressão do palato, mas não invadem o osso. um disco de mucosa palatina é delineado bem longe do inchaço visível, porque o tumor é achatado devido à dureza dos tecidos palatinos. A incisão é aprofundada até ao osso e a amostra é reflectida no palato duro, tendo o cuidado de incluir o periósteo. Nos locais onde se sobrepõe ao palato mole, utiliza-se uma tesoura para cortar os tecidos e assegurar uma margem à volta do tumor. Em geral, o plano de dissecção pode ser levado para trás do palato sobre a superfície do tendão do tensor palatino. A neoplasia situa-se frequentemente sobre o forame palatino maior e o periósteo é libertado neste local até que a lesão possa ser puxada para baixo e os vasos, o nervo e o tumor possam ser vistos. O feixe neurovascular é pinçado com uma pinça de artéria , seccionado e a extremidade cortada é coagulada por diatermia antes de ser libertada. Isto é necessário para efetuar a hemostase antes de os vasos se retraírem para o canal.

As suturas de seda interrompidas são atadas por uma extremidade à volta da periferia da ferida e é introduzido um pacote de gaze com fita embebida em verniz de Whitehead. As suturas são atadas entre si em forma de teia de aranha para reter o pacote. Quando a circunscrição do tumor implica a remoção de toda a espessura do palato mole, o defeito pode ser reparado por um retalho em ilha, baseado na artéria palatina maior oposta, como descrito.

**A) Excisão de carcinoma muco - epidermoide palatino:**

A margem a ser retirada à volta do tumor dependerá da sua agressividade. Os carcinomas muco-epidermóides de baixo grau podem ser tratados através da excisão de um disco de palato de espessura total, incluindo osso palatino e alveolar. As membranas mucosas nasal e oral são cosidas à volta do defeito no palato mole e é colocado um obturador de guta-percha. Não é necessário cobrir com um enxerto de pele, exceto se a operação se estender à superfície lateral do maxilar. O palato de acrílico que suporta o obturador é retido com cribs nos dentes naturais, se possível, ou com fios circum-zigomáticos, se o paciente for edêntulo. Dado que estas neoplasias podem ter um crescimento muito lento, pode decorrer um período de tempo considerável antes de ser detectada uma recorrência, pelo que a reparação cirúrgica do defeito está contra-indicada até, pelo menos, cinco anos após o tratamento. Uma vez que o palato tenha sido reparado, haverá poucas hipóteses de detetar uma recorrência até que esta seja bastante grande e possa envolver a órbita ou a base do crânio4,34,47,80.

**B) Excisão de carcinoma adenoide cístico palatino:**

O perigo destas neoplasias é o risco de a margem cirúrgica ser inadequada. A disseminação pode ocorrer ao longo dos tecidos perineurais dos nervos palatinos, levando o tumor até a base do crânio. Também pode ocorrer através do osso alveolar medular, muito além de quaisquer alterações observadas nas radiografias. Se a lesão não for erradicada, os primeiros sinais de recorrência podem ser dor na faringe, paralisia dos músculos oculares externos ou outros sinais indicativos de disseminação intracraniana.

A combinação de cirurgia e radioterapia é a melhor opção. A forma como esta última é administrada por feixe externo no pré-operatório ou no pós-operatório, ou por irradiação intracavitária no pós-operatório, depende do local e da dimensão da neoplasia. A excisão cirúrgica deve ser generosa. A hemi-maxilectomia, incluindo o pavimento orbital, é um procedimento mínimo, a não ser que existam provas muito boas de que menos será suficiente. Quando o palato mole e a região pterigoide estão envolvidos, a abordagem de maxilectomia alargada de Crockett é essencial para garantir uma excisão adequada sob visão direta.[4,14,15,64]

**C)Excisão de neoplasias da face e dos lábios:**

Os nódulos de crescimento lento podem ser removidos com uma margem de tecido adjacente normal, utilizando uma tesoura para efetuar a dissecção. Com critério, pode recorrer-se a uma excisão primária, mas em caso de dúvida o operador deve efetuar primeiro uma biopsia. Uma nova operação após uma extirpação incompleta pode implicar o sacrifício desnecessário de tecido para assegurar uma margem adequada numa segunda ocasião.

As neoplasias clinicamente agressivas devem ser biopsiadas, uma vez que o tratamento adequado pode envolver radioterapia e excisão e reparação de toda a espessura.

## DISSECÇÃO DO PESCOÇO NO TRATAMENTO DO CANCRO DAS GLÂNDULAS SALIVARES PRINCIPAIS :

As metástases nos gânglios linfáticos cervicais não são comuns em doentes com cancro das glândulas salivares principais. A incidência global registada de metástases clínicas nos gânglios linfáticos é de 16% para os carcinomas da parótida e de 8% para os carcinomas das glândulas submandibulares/sublinguais. As metástases regionais, contudo, têm um impacto profundo no prognóstico. A sobrevivência a 5 anos dos doentes com cancro da parótida não tratado previamente é de 74% quando os gânglios linfáticos regionais não estão envolvidos e de apenas 9% quando são clínica e histologicamente positivos. Os valores correspondentes para os doentes com cancro da glândula submandibular são 41% e 9%.

O tratamento do pescoço clinicamente positivo em doentes com cancros das glândulas salivares é simples; consiste numa dissecção do pescoço seguida, na maioria dos casos, de radiação pós-operatória. O tipo de dissecção do pescoço é determinado pela extensão da doença nodal. O objetivo da operação é remover toda a doença grosseira presente no pescoço. Isto pode ser conseguido de forma sólida, nalguns casos, preservando o nervo acessório espinal, o músculo esternocleidomastoideu ou a veia jugular interna, como se sabe pela experiência acumulada no tratamento de outras neoplasias da cabeça e do pescoço. Os resultados de vários estudos retrospectivos indicam que a radiação pós-operatória é útil para melhorar o controlo loco-regional e a sobrevivência em doentes com cancro das glândulas salivares que têm metástases nos gânglios linfáticos cervicais. No entanto, não é claro se a radiação deve ser prescrita a todos os doentes com nódulos histologicamente positivos, ou apenas àqueles com múltiplos nódulos positivos ou extensão tumoral extra-nodal. Embora os resultados recentes com a terapia combinada no tratamento do pescoço N+ positivo em cancros das glândulas salivares pareçam promissores, ainda deixam muito a desejar. Numa análise de doentes com tumores malignos de origem nas glândulas salivares major, Armstrong et al encontraram uma taxa de controlo local-regional a 5 anos de 69% para um grupo de 23 doentes com metástases linfonodais que receberam radiação no pescoço, e 40% para um grupo de 16 doentes tratados apenas com cirurgia (P=0,05). As taxas de sobrevivência correspondentes foram de 49% e 19% (P=0,015). O tratamento do pescoço com NO em pacientes com tumores malignos de glândulas salivares maiores, por outro lado, tem sido debatido mais extensivamente na literatura. O pensamento atual é que uma dissecção electiva do pescoço raramente, ou nunca, é indicada. O tratamento eletivo dos gânglios linfáticos cervicais só é apropriado quando o risco de metástases ocultas é elevado. Uma vez que é possível efetuar uma avaliação razoável desse risco com base em determinadas caraterísticas clínicas e histológicas do tumor primário, não é necessário efetuar um esvaziamento cervical para fins de estadiamento. Também não é necessário quando o risco de metástases ocultas é elevado, porque as caraterísticas clínicas e histológicas do tumor primário, que são preditivas presença de metástases nodais, também constituem a maioria das indicações actuais para a radiação pós-operatória do tumor primário. Assim, quando a necessidade de radiação já está estabelecida, parece razoável não realizar um esvaziamento cervical aquando da excisão do tumor primário e deixar que a radiação seja o tratamento para os potenciais depósitos metastáticos nos gânglios linfáticos. Esta abordagem parte do princípio de que as metástases subclínicas dos carcinomas das glândulas salivares podem ser controladas com radiação. Este pressuposto baseia-se na vasta experiência que existe com a radiação. Este pressuposto baseia-se na vasta experiência que existe com a utilização de radiação no tratamento de metástases subclínicas de carcinoma de células escamosas do trato aerodigestivo superior e na experiência crescente com a utilização de radiação no tratamento de carcinomas das glândulas salivares.Para melhor compreender esta abordagem ao tratamento do pescoço NO, é útil rever os factores considerados preditivos de metástases nodais ocultas em neoplasias malignas das glândulas salivares e a forma como o conhecimento sobre os mesmos influenciou a evolução do tratamento do pescoço NO.Durante as últimas três décadas, vários estudos demonstraram que a incidência de metástases nodais ocultas é maior em pacientes com carcinoma anaplásico, mucoepidermóide de alto grau, carcinoma do ducto salivar e adenocarcinoma do que em pacientes com carcinoma mucoepidermóide de baixo grau e carcinoma de células acinares. Em geral, os tumores de alto grau estão mais frequentemente associados a metástases nodais do que os tumores de baixo grau. Foi também demonstrado que existe uma relação entre o estádio T e o tamanho do tumor primário e a presença de metástases nodais. O significado prognóstico da paralisia facial em doentes com cancro da parótida é conhecido há muitos anos. Não é de surpreender que uma correlação direta seja conhecida há muitos anos. Não é de surpreender que tenha sido demonstrada uma correlação direta entre a presença de paralisia facial e a ocorrência de metástases nos gânglios linfáticos. Califano et al relataram este facto de um ponto de vista diferente; observaram que a paralisia facial estava presente em 69% doentes que tinham metástases nos gânglios linfáticos. Em contraste, a paralisia facial foi observada em apenas 21% dos pacientes sem metástases linfonodais[1,2,3,4,13,14,50,55].

**Metástases de nódulos linfáticos ocultos e histologia do tumor**

| Tipo de tumor | Percentagem de metástases ocultas nos gânglios linfáticos | | |
|---|---|---|---|
| | Armstrong et al | Frankenthaler et al | McGuirt WF |
| Anaplásico | 100 | | |
| Ducto salivar | | 80 | |
| Epidermoide | 41 | 50 | 26 |
| Adenocarcinoma | 18 | 25 | 35 |
| Mucoepidermóide | 14 | | 45 |
| Elevado | | 23 | |
| Intermediário | | 11 | |
| Baixo | | 0 | |
| Acinic | 4 | 0 | 0 |
| Misto maligno | 0 | 0 | 0 |
| Adenoide cística | | 0 | 20 |

**Percentagem de metástases de nódulos linfáticos ocultos e grau do tumor**

| Grau do tumor | Armstrong et al | Frankenthaler et al |
|---|---|---|
| Baixa | 2 | 3 |
| Intermediário | 14 | |
| Elevado | 49 | 18 |

**Percentagem de metástases de nódulos linfáticos ocultos e estádio do tumor primário**

| | Fu et al | Armstrong et al | Franknthaler et al |
|---|---|---|---|
| T1 | 13 | 7 | 10 |
| T2 | 13 | 7 | 7 |
| T3 | 33 | 16 | 19 |
| T4 | | 24 | 50 |

**Percentagem de metástases de nódulos linfáticos ocultos e tamanho do tumor**

| Tamanho do tumor | Armstrong et al | Frankenthaler et al |
|---|---|---|
| <3 cm | 4 | 9 |
| >3 cm | 20 | 15 |

**Percentagem de metástases linfonodais ocultas e paralisia facial**

| | Conley | Frankenthaler et al |
|---|---|---|
| Ausente | 60 | 8 |
| Presente | 60 | 33 |

O tratamento recomendado para o pescoço NO ao longo dos anos está resumido na Tabela 6. Num artigo publicado em 1967, que relata um estudo que incluiu 111 doentes com tumores malignos da glândula parótida tratados no MD Anderson Cancer Center, Bardwill afirma que não foi realizado um esvaziamento cervical eletivo durante os últimos 5 anos do estudo, porque tinha encontrado metástases ocultas em apenas 1 de 34 (2,9%) doentes que foram submetidos a essa operação. Curiosamente, no entanto, defendeu "a dissecção cuidadosa do primeiro escalão de gânglios linfáticos para todas as lesões", alegando que isto acrescenta pouca ou nenhuma morbilidade à operação e, se o tumor se revelar maligno, o procedimento é geralmente adequado. Durante as duas décadas seguintes, os cirurgiões do MD Anderson subscreveram esta abordagem ao pescoço NO em doentes com tumores das glândulas salivares. Então, em 1993, Frankenthaler et al relataram os resultados de uma análise multivariada de sua experiência. Analisaram 11 variáveis clínicas e histopatológicas em doentes submetidos a uma dissecção electiva de nódulos por cancro da glândula parótida. Os factores que se correlacionaram com a presença de metástases ocultas nos gânglios linfáticos cervicais foram a paralisia facial, a idade avançada (>54 anos), o grau elevado do tumor, a invasão peri-linfática e a extensão extra-parotídea do tumor. É interessante notar que, com exceção da idade da pasta, estes factores estão também associados a um aumento da recorrência local e, portanto, ditam a necessidade de radiação pós-operatória, independentemente presença ou ausência de metástases ocultas gânglios linfáticos regionais. Outro achado interessante deste estudo foi que as metástases ocultas foram descobertas por uma dissecção electiva dos gânglios linfáticos em apenas 3% dos doentes com tumores de baixo grau. Embora uma dissecção cervical de estadiamento possa ser útil para determinar a necessidade de radiação pós-operatória neste grupo de doentes, a operação seria desnecessária em 97% dos casos. Durante o mesmo período de tempo, a filosofia de tratamento do pescoço NO em tumores das glândulas salivares evoluiu na mesma direção noutras instituições. Em 1980, Johns efectuou uma revisão da literatura e da experiência da Universidade da Virgínia com o tratamento dos tumores da parótida. Defendeu o tratamento do pescoço com base no estádio e na histologia do tumor primário e considerou que o esvaziamento do pescoço estava indicado em doentes com tumores de estádio T3 e T4; para tumores T1 a T2 de histologia de alto grau, defendeu o esvaziamento do primeiro escalão de gânglios linfáticos. Em 1989, Spiro et al. publicaram uma revisão de uma experiência de 44 anos no Memorial Sloan-Kettering Cancer Center. Afirmaram que um esvaziamento cervical eletivo poderia ser benéfico em doentes com carcinomas anaplásicos ou escamosos, porque 58% ou mais destes desenvolverão metástases cervicais. Um esvaziamento cervical supraomohióide de estadiamento foi considerado apropriado para pacientes com outros tumores de alto grau. Califano et al. fizeram, alguns anos mais tarde, recomendações semelhantes na Universidade de Nápoles. Um estudo mais recente do Memorial Sloan-Kettering sugeriu que, em doentes com tumores pequenos e de baixo grau que são adequadamente excisados, não é necessário o tratamento eletivo do pescoço. Por outro lado, o tratamento eletivo do pescoço justifica-se em doentes com tumores maiores do que 4 cm ou de alto grau, nos quais o risco de metástases linfonodais ocultas é elevado. Numa revisão diferente da mesma população de doentes, Armstrong et al avançaram com a noção de que, no grupo de alto risco, o pescoço NO poderia ser tratado com esvaziamento cervical eletivo (incorporando pelo menos os níveis I, II e III) ou "irradiação cervical pós-operatória electiva".

Sugeriram que pode ser razoável tratar o pescoço de forma electiva com radiação em doentes nos quais a radioterapia pós-operatória é indicada pelas caraterísticas do tumor primário. A sua recomendação baseia-se na vasta experiência relatada que indica que a radioterapia ou a dissecção do pescoço podem controlar metástases cervicais clinicamente ocultas no carcinoma epidermoide da cabeça e do pescoço.

**Recomendações para o tratamento da ausência de pescoço nos cancros das glândulas salivares**

| Autor/ano | Recomendação |
|---|---|
| Bardwill4 | Sem dissecção radical electiva do pescoço<br>Dissecção dos nódulos do primeiro escalão em todos os tumores. |
| Johns15 | T1-T2: Sem dissecção do pescoço<br>T3-T4: Esvaziamento do pescoço e radiação pós-operatória |
| Byers6 | Dissecção dos nódulos do primeiro escalão em todos os tumores |
| Spiro et al21 | Dissecção electiva do pescoço de carcinomas anaplásicos ou escamosos.<br>Estadiamento do esvaziamento supraomohióide do pescoço para outros tumores de alto grau. |
| Armstrong et al | Dissecção electiva do pescoço ou irradiação pós-operatória electiva do pescoço para tumores de "alto risco |
| Califano et al | Dissecção do pescoço em casos de doença mucoepidermóide, anaplásica e carcinoma de células escamosas |
| Ball et al | Esvaziamento do pescoço: tumores de alto grau com biópsia de nódulo (secção congelada intra-operatória) |
| Frankenthaler et al | Sem esvaziamento cervical eletivo. Irradiação pós-operatória electiva do pescoço para tumores de alto risco |
| Kelley e Spiro | Tratamento eletivo do pescoço para tumores com mais de 4 cm ou de altura grau |

Embora esta abordagem ao pescoço NO pareça lógica, deve ser enfatizado que ela não foi testada prospectivamente. Além disso, a informação existente na literatura até à data não permite comparar a eficácia da irradiação electiva do pescoço com a eficácia do esvaziamento cervical no controlo das metástases linfonodais ocultas dos carcinomas das glândulas salivares. Assim, um clínico pode optar por realizar um esvaziamento cervical eletivo, que deve ser adaptado de acordo com a distribuição das metástases ocultas em doentes com carcinomas das glândulas salivares. Armstrong et al. estudaram esta questão e resumem-na em

**Quadro .1 Metástases linfonodais ocultas em cancros das glândulas salivares**

| Clínico e Histológico caraterísticas | Percentagem de metástases ocultas nos gânglios linfáticos | |
|---|---|---|
| | Presente | Ausente |
| Idade>54<br>Extensão extra parotídea<br>Invasão peri-linfática | 95% | 1% |

Quer o pescoço seja tratado de forma electiva com cirurgia ou radiação, apenas o lado ipsilateral do pescoço deve ser tratado. A ocorrência de metástases linfonodais contralaterais em tumores da glândula salivar principal é insignificante. A partir da informação disponível na literatura, é evidente que os carcinomas das glândulas salivares são sensíveis à radiação. Além disso, existe uma experiência considerável com a utilização da radiação para o tratamento de metástases subclínicas no carcinoma de células escamosas do trato aerodigestivo superior. É também claro que as caraterísticas dos carcinomas das glândulas salivares que ditam a necessidade de tratamento eletivo dos gânglios linfáticos regionais são, na sua essência, as mesmas caraterísticas que ditam a necessidade de radiação pós-operatória para o primário. Assim, em doentes com carcinomas das glândulas salivares que apresentem caraterísticas que indiquem um risco elevado de metástases linfonodais ocultas, parece razoável tratar o pescoço com irradiação electiva, após cirurgia adequada do tumor primário. Quando se adopta esta abordagem ao pescoço, é necessário ter cuidado ao extrapolar a experiência com a utilização de radiação no carcinoma de células escamosas para o tratamento de tumores de histologia diferente, em particular, adenocarcinomas anaplásicos e de alto grau.

**Distribuição de metástases linfonodais ocultas em carcinomas das glândulas salivares**

| Local do tumor | Nível dos gânglios linfáticos: % de envolvimento | | | | |
|---|---|---|---|---|---|
| | T | TT | TTT | TV | V |
| Parótida | 10 | 27 | 23 | 20 | 3 |
| Submandibular | 59 | 53 | 47 | 18 | 6 |

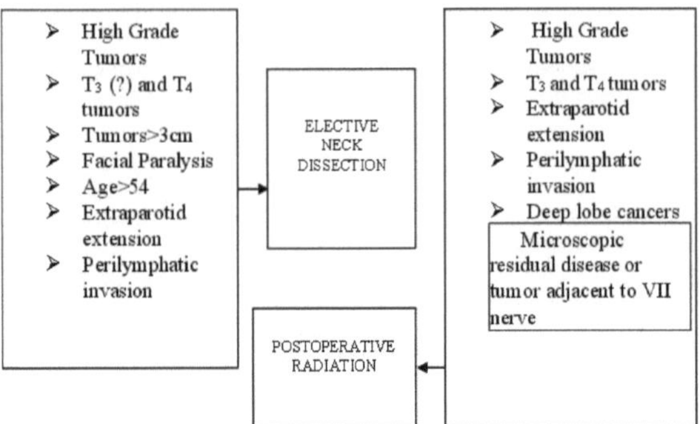


**INDICAÇÕES PARA TRATAMENTO CERVICAL ELECTIVO E RADIAÇÃO PÓS-OPERATÓRIA NO CANCRO DAS GLÂNDULAS SALIVARES**

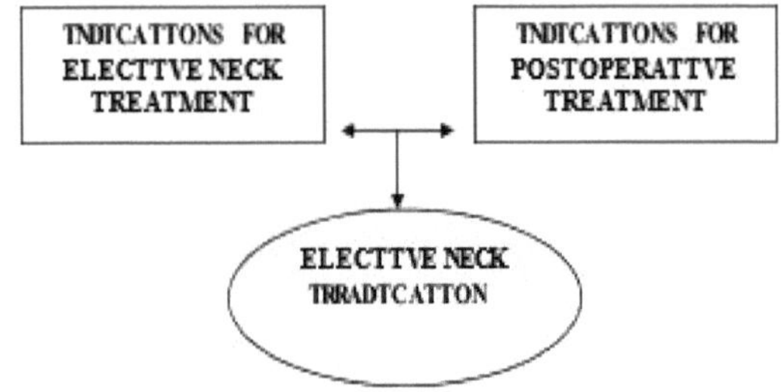

## RADTOTERAPIA:

Os tumores salivares são frequentemente considerados radio-resistentes. Isto não é necessariamente verdade, a regressão após a radioterapia é geralmente lenta, mas isto reflecte o tempo de renovação celular lento da maioria destes tumores, para além da incapacidade da radiação para atingir a cura. Existem muitos relatos de controlo a longo prazo de grandes tumores inoperáveis através de radioterapia.

**Radioterapia pós-operatória**:

O lugar da radioterapia no tratamento do adenoma pleomórfico é controverso. Tal como a maioria das neoplasias benignas, o adenoma pleomórfico não parece responder à irradiação. No entanto, as células tumorais sofrem danos no ADN, o que as pode tornar incapazes de continuar a crescer, pelo que a ausência de redução do tumor não indica necessariamente a ausência de um efeito da radiação. A experiência do tratamento do adenoma pleomórfico por enucleação e radioterapia há muitos anos sugeriu fortemente que a radioterapia poderia prevenir ou atrasar o recrescimento deste tumor a partir de doença residual microscópica.

Atualmente, é consensual que a radioterapia não deve substituir uma cirurgia inadequada, embora uma política de tratamento de enucleação e radioterapia ainda tenha os seus defensores. Em qualquer caso em que se pense que a ressecção do tumor é incompleta, ou em que tenha havido extravasamento do tumor para o campo operatório, os riscos de recorrência devem ser ponderados em relação ao risco da radioterapia. A incidência de malignidade induzida pela radiação após a irradiação do adenoma pleomórfico é incerta. Foram comunicados tumores de tecidos no volume irradiado, para além da glândula salivar, mas são raros; por exemplo, na série comunicada por Dawson e Orr, um desses tumores, um sarcoma de tecidos moles, ocorreu em mais de 300 doentes seguidos durante mais de 10 anos. A alteração carcinomatosa no adenoma pleomórfico foi descrita mais frequentemente após a radioterapia, mas as recorrências em doentes que não receberam radioterapia apresentam ocasionalmente alterações malignas, pelo que o efeito da radiação é difícil de avaliar. A política do autor consiste em excisar completamente estes tumores sempre que possível. Nos raros casos de cirurgia incompleta ou quando um adenoma pleomórfico se rompe durante a cirurgia, preconiza-se a radioterapia.

A radioterapia pós-operatória é provavelmente aconselhável em quase todos os casos de tumores salivares malignos. Não existem estudos aleatórios, mas muitas revisões retrospectivas demonstraram uma taxa de sobrevivência mais elevada com a combinação de cirurgia e radioterapia do que apenas com a cirurgia, apesar de, em geral, o tratamento combinado ser utilizado em tumores mais avançados. Os campos de radiação devem incluir os gânglios linfáticos regionais ipsilaterais se o tipo histológico for um tipo com elevada propensão para metástases nos gânglios linfáticos, ou seja, carcinoma indiferenciado, carcinoma de células escamosas, adenocarcinoma e carcinoma mucoepidermóide de alto grau. A irradiação dos gânglios linfáticos é provavelmente desnecessária no caso do carcinoma adenoide cístico, mas é importante tratar um volume amplo, incluindo a base do crânio, devido à extensa disseminação perineural caraterística deste tipo de tumor.

**Radioterapia como tratamento único:**

O tratamento por radioterapia apenas deve ser considerado para tumores malignos inoperáveis, ou quando o doente não está apto ou recusa a cirurgia. Alguns tumores malignos das glândulas salivares podem ser curados apenas com radioterapia. Foram registadas taxas de sobrevivência livre de doença a cinco anos de 15% para tumores de glândulas maiores e menores. O carcinoma adenoide cístico é o tipo que responde mais consistentemente à radioterapia. Cowie e Pointon comunicaram uma taxa de controlo local a cinco anos de 40%. No entanto, este tumor pode recidivar muitos anos após o tratamento, sendo discutível se é ou não verdadeiramente radiocurável.

**Técnicas:**

**Parótida:**

Não deve ser utilizado um campo phanton lateral porque a dose existente na glândula parótida oposta pode ser suficiente para causar xerostomia permanente grave e a escolha é entre um campo de electrões de alta energia lateral ou um campo phanton oblíquo. Os autores preferem esta última técnica. O doente é tratado em posição supina, com o queixo bem levantado, de modo a que o plano do bordo superior dos campos passe por baixo do olho. Se for necessário irradiar também os gânglios linfáticos, o campo anterior e posterior do pescoço pode ser combinado com o bordo inferior do volume da parótida.

**Submandibular**:

Um par de campos oblíquos irradia melhor a região submandibular. No caso de um carcinoma adenoide quístico, o volume alvo deve ser alargado póstero-superiormente para incluir o trajeto do nervo mandibular até à base do crânio, para cobrir uma potencial disseminação perineural. **Dose**: Para a radioterapia pós-operatória do adenoma pleomórfico, é adequada uma dose de 45 Gy em 20 fracções. O tratamento pós-operatório de tumores malignos requer doses mais elevadas, por exemplo, 50 Gy em 20 fracções são utilizadas por Fitzpatrick et al, ou as mais convencionais 60 Gy em 30 fracções. A irradiação de tumores inoperáveis requer doses muito elevadas, até ao máximo de tolerância do tecido normal. Séries relatadas, como a de Brthne et al e outros, sugeriram que 70 Gy durante 7 semanas é necessário para obter melhores resultados. Os autores obtiveram algum sucesso utilizando fracções maiores, administrando 55 Gy em 15 fracções ao longo de 6 semanas. No entanto, se forem utilizadas grandes fracções, é necessário ter muito cuidado para evitar estruturas vulneráveis, como o tronco cerebral e o nervo ótico.

**Terapia com neutrões:**

Catter all e Bewely, entre outros, afirmaram que a utilização da terapia rápida com neutrões melhorou os resultados no tratamento de tumores inoperáveis. Um pequeno estudo prospetivo aleatório demonstrou uma melhoria significativa no controlo local. No entanto, foi registada uma morbilidade tardia grave que ocorre 5 ou mais anos após o tratamento com neutrões noutros locais da cabeça e do pescoço, pelo que é necessário um acompanhamento mais longo antes de se poderem avaliar os méritos relativos da terapia convencional com fotões de alta dose e da terapia com neutrões. Tal como million et al , os resultados da terapia com neutrões não são melhores do que os melhores resultados da terapia convencional até à data.

**Efeitos secundários da radioterapia:**

Os efeitos agudos incluem perda do paladar, mucosite na cavidade oral ou orofaringe adjacente à glândula portadora do tumor e eritema da pele. Todos estes efeitos desaparecem no espaço de algumas semanas após a radioterapia. Os efeitos tardios raramente são graves. Se for administrada uma dose muito elevada a um tumor inoperável da parótida, pode ocorrer fibrose, causando trismo. Podem ocorrer complicações de radiação mandíbula após a irradiação de um tumor submandibular. A irradiação da parótida causa inevitavelmente um certo grau de secura da pele do meato auditivo externo. A cera dura pode tornar-se aderente e difícil de remover; deve ser tratada com muito cuidado, uma vez que o traumatismo da pele da parte óssea do canal pode resultar na exposição da mesma, com o risco da rara mas grave complicação de necrose do osso temporal.

**QUIMIOTERAPIA:**

Em geral, a quimioterapia tem pouco lugar no tratamento dos tumores das glândulas salivares e, até à data, parece ser apenas um tratamento de último recurso. Uma possível exceção é o doente com vários sintomas locais, como dor, fungos ou hemorragia, caso em que vale a pena tentar um regime não tóxico como o fluoruracial 1 g por via intravenosa uma vez por semana. O linfoma que se apresenta na região parotídea é, obviamente, uma exceção e responde bem à radioterapia e/ou quimioterapia, tal como o linfoma noutros locais.

Existem muito poucos casos relatados de resposta completa; Skibba et al relataram um doente com um carcinoma adenoide cístico da parótida de crescimento invulgarmente rápido com metástases para os pulmões e para o crânio, no qual foi obtida uma regressão completa com uma combinação de ciclofosfamida, adriamicina e vincristina. Registou-se uma resposta completa numa série de 19 doentes tratados com quimioterapia à base de cisplatina. Tannock e Sutherland observaram que um carcinoma adenoide cístico é um tumor de crescimento lento com um tempo de duplicação entre 1,5 e 18 meses, sendo a média de 12 meses. Salientam que, com um tumor de crescimento lento, é provável que qualquer resposta à quimioterapia seja lenta, pelo que o tratamento deve ser efectuado durante um período prolongado. Por conseguinte, é preferível evitar os medicamentos com toxicidade cumulativa, como as antraciclinas, as nitrosoureias e a bleomicina. Sugeriram o fluorouracil como o agente único mais prometedor, uma vez que pode ser administrado uma vez por semana por via intravenosa durante um período prolongado sem toxicidade cumulativa. Dos 12 doentes assim tratados, quatro obtiveram uma resposta parcial e dois não apresentaram qualquer progressão da doença durante períodos que variaram entre 4 e 24 meses. Esta taxa de resposta é semelhante à de outros relatórios com muitas combinações de agentes que foram experimentadas, todas elas associadas a alguma toxicidade. Rentschler et al. concluíram que a doxorrubicina era o melhor agente único. Alberts et al trataram cinco casos com uma combinação de doxorrubicina, cisplatina e ciclofosfamida. Registaram-se duas respostas completas e três respostas parciais, com uma duração média de 6 meses.

## COMPLICAÇÕES DA CIRURGIA DA GLÂNDULA SALIVAR:

As complicações pós-operatórias da cirurgia das glândulas salivares foram analisadas exaustivamente noutras fontes.

### a)COMPLICAÇÕES PRECOCES

#### Neurapraxia do nervo facial

Isso pode resultar de pressão, estiramento, trauma térmico ou "superestimulação" do nervo com o estimulador de nervo. Os autores preferem o estimulador de nervos Hilger (WR Medical Electronics, St. Paul, MN) regulado para 0,25 mA a unidades descartáveis. A recuperação geralmente ocorre em semanas ou meses.

#### Lesão do nervo facial

Mesmo com uma dissecção cuidadosa, um ramo nervoso pode ser esmagado, avulsionado ou transeccionado. Dependendo das circunstâncias, a neurorrafia, ou o enxerto de nervo por cabo, pode ser a solução adequada.

#### Hemorragia

Raramente ocorre uma hemorragia significativa. É imperativo, no entanto, manter um campo relativamente seco para uma visualização adequada dos ramos do nervo facial. A pressão firme, o cautério bipolar cauteloso e o bisturi harmónico podem ser utilizados para a hemostase. Deve-se evitar a lesão inadvertida dos grandes vasos durante a parotidectomia superficial.

#### Hematoma e Seroma

O hematoma resulta frequentemente de uma hemostase inadequada e de uma drenagem por sucção ineficaz. O hematoma requer exploração da ferida, evacuação, irrigação e controlo dos locais de hemorragia com cautério bipolar após identificação do nervo facial. Manter o dreno de sucção no local até que ele diminua para 10 ml/8 horas minimiza as chances de formação de seroma.

**Sialocele**

Esta complicação ocorre mais frequentemente após uma parotidectomia superficial devido a uma acumulação de saliva sob o retalho cutâneo e apresenta-se como uma massa quística não sensível. A aspiração repetida com agulha, após preparação antibacteriana da pele de cada vez, geralmente resolve o problema.

**Necrose do retalho**

Esta complicação é evitada levantando um retalho relativamente espesso, criando uma curva suave no segmento inframastóideo da incisão, minimizando o trauma mecânico e térmico do retalho e mantendo o retalho húmido durante a cirurgia. O desbridamento do tecido necrótico, a mudança de pensos húmidos para secos, a cicatrização por segunda intenção ou o encerramento da ferida através de um retalho rotacional ou de um enxerto de pele com espessura de derrame são opções de tratamento viáveis.

**Fístula salivar**

Esta complicação rara ocorre mais frequentemente após um traumatismo penetrante da glândula parótida. As medidas corretivas incluem medicamentos anticolinérgicos e pensos de pressão.

**Tnfecção**

Esta é uma complicação muito rara causada pela rica vascularização desta região. A celulite é tratada com antibióticos, enquanto a formação de abcessos requer incisão e drenagem, e antibióticos.

**Otite Externa**

Esta complicação é evitada através da colocação de gaze Xeroform (Sherwood Medical, St. Louis, MO) no canal auditivo externo no início da cirurgia para evitar a acumulação de sangue no ouvido externo. A aspiração ao microscópio e a instilação de uma solução antibiótica constituem a base do tratamento.

## b) COMPLICAÇÕES TARDIAS

### Síndrome de Frey

Esta complicação é caracterizada por transpiração profusa na bochecha na região da parotidectomia após estimulação salivar. Embora a síndrome de Frey seja uma complicação tardia relativamente comum da parotidectomia, apenas 15% dos pacientes são sintomáticos. Acredita-se que essa complicação possa ser evitada com a elevação ou com um retalho de pele espesso. Um estudo prospetivo recente que comparou a incidência da síndrome de Frey entre as técnicas de elevação do retalho subcutâneo e do sistema aponeurótico muscular sub-superficial (SMAS), no entanto, não encontrou uma correlação entre a espessura do retalho e a incidência de síndrome de Frey sintomática ou objetiva. Recentemente, na instituição do autor, tem-se usado matriz dérmica humana acelular (AlloDerm [Life Cell, The Woodlands, TX]), cobrindo o leito parotídeo após paroitidectomia superficial antes do fechamento da ferida, para evitar essa complicação. O AlloDerm é uma derme cadavérica especialmente preparada com os componentes antigénicos removidos quimicamente. Tem sido utilizada para o aumento de vários defeitos dos tecidos moles faciais.

### Deformidade cosmética

As deformidades estéticas resultam da parotidectomia ou da excisão da glândula submandibular, deixando uma depressão no local onde a glândula ocupava anteriormente. Recentemente, os autores têm utilizado o AlloDerm para preencher o leito parotídeo antes do fechamento da ferida para manter o contorno desta região. O uso pelo autor, no entanto, tem sido limitado a operações para remoção de tumores benignos devido ao risco do AlloDerm, potencialmente cobrindo áreas de recorrência após cirurgia para malignidade.

**NEOPLASIAS DAS GLÂNDULAS SALIVARES NA INFÂNCIA E ADOLESCÊNCIA: TUMORES SÓLIDOS BENIGNOS**

CÉLULA EPITELIAL:

A. Adenoma pleomórfico

B. Tumor de Warthin

1. CÉLULA MESENQUIMAL:

a. Neurofibroma

b. Neurilemoma

2. CÉLULA RETICULOENDOTELIAL:

a. Xantoma

b. Hiperplasia linfoide

**TUMORES SÓLIDOS EM GRÁVIDAS:**

1. CÉLULA EPITELIAL:

a. Carcinoma mucoepidermóide

b. Carcinoma de células acínicas

c. Carcinoma adenoide cístico

2. CÉLULA MESENQUIMAL:

a. Rabdomiossarcoma

b. Fibrossarcoma

As neoplasias e os hamartomas que afectam as glândulas salivares na infância são pouco frequentes. Bhaskar e Lilly (1963) verificaram que apenas 1% dos tumores salivares eram provenientes do grupo etário inferior a 5 anos. Hemangiomas e linfangiomas envolvendo a parótida predominaram nesta série. A partir dos 6 anos, as neoplasias salivares epiteliais são encontradas em número crescente. No entanto, embora a parótida seja o local mais comum, as glândulas submandibulares e menores são relativamente mais frequentemente afectadas em crianças do que em adultos. O adenoma pleomórfico é o tipo mais comum, mas os tumores muco-epidermóides são proporcionalmente mais frequentes. Os carcinomas adenóides císticos e os carcinomas indiferenciados também são vistos ocasionalmente e estes últimos têm um curso rápido e geralmente fatal. Muito raramente um sarcoma

podem surgir no estroma da glândula salivar.[56,57]

**GESTÃO:**

- Os princípios são os mesmos que para os adultos.

- Parotidectomia do lobo superficial ou profundo com preservação do nervo facial.

- A radioterapia está contra-indicada devido à inibição do crescimento e à predisposição para novos tumores.

## REFERÊNCIAS


1. Cirurgia buco-maxilo-facial - J.R. Moore

2. Livro de texto de patologia oral - Shefers.

3. Neoplasias das glândulas salivares - Langdon

4. Cirurgia buco-maxilo-facial - Peter Ward Booth.

5. Eneroth CM. Tumores das glândulas salivares na glândula parótida, glândula submandibular e região do palato. Cancer. 1971 Jun;27(6):1415-8.

6. Hickman RE, Cawson RA, Duffy SW. The prognosis of specific types of salivary gland tumors (O prognóstico de tipos específicos de tumores das glândulas salivares). Cancer. 1984 Oct 15;54(8):1620-4.

7. Pires FR, Pringle GA, de Almeida OP, Chen SY. Tumores intra-orais de glândulas salivares menores: estudo clinicopatológico de 546 casos. Oral oncology. 2007 May 1;43(5):463-70.

8. Pons Vicente O, Almendros-Marqués N, Berini Aytés L, Gay Escoda C. Tumores das glândulas salivares menores: Estudo clinicopatológico de 18 casos. Medicina Oral, Patologia Oral y Cirugia Bucal, 2008, vol. 13, num. 9, p. 582-588. 2008 Sep 1.

9. Subhashraj K. Salivary gland tumors: a single institution experience in India (Tumores das glândulas salivares: uma experiência numa única instituição na Índia). Jornal Britânico de Cirurgia Oral e Maxilofacial. 2008 Dec 1;46(8):635-8.

10. de Oliveira FA, Duarte EC, Taveira CT, Maximo AA, de Aquino EC, Alencar RD, Vencio EF. Tumor de glândula salivar: revisão de 599 casos em uma população brasileira. Head and neck pathology. 2009 Dec;3:271-5.

11. Vasconcelos AC, Nor F, Meurer L, Salvadori G, Souza LB, Vargas PA, Martins MD. Análise clinicopatológica dos tumores de glândulas salivares num período de 15 anos. Brazilian oral research. 2015 Dec 15;30:e2.

12. Galdirs TM, Kappler M, Reich W, Eckert AW. Aspectos actuais dos tumores das glândulas salivares - uma revisão sistemática da literatura. GMS Cirurgia plástica interdisciplinar e reconstrutiva DGPW. 2019;8.

13. Doenças das glândulas salivares - Rankov.

14. CNA cirúrgico -Fev: 2000.

15. Patologia das glândulas salivares clínicas de otorrinolaringologia da América do Norte

16. Gestão das doenças das glândulas salivares - Atlas das clínicas buco-maxilo-faciais da América do Norte.

17. Skalova A, Hyrcza MD, Mehrotra R, eds. Comité Editorial da Classificação de Tumores da OMS. Head and neck tumours [Internet; versão beta antes da impressão]. Lyon, França, 2022, Agência Internacional para a Investigação do Cancro, (série da classificação de tumores da OMS, 5.ª ed.; vol. 9)

18. Abbondanzo SL. Zona marginal extranodal: Linfoma de células B da glândula salivar. Ann Diagn Pathol, 5 (4): 246-54, 2001

19. Abrams AM, Melrose RJ, Howell FV. Sialometaplasia necrotizante: uma doença que simula malignidade. Cancer, 32(1): 130-35, Jul, 1973.

20. Abrams AM. Sialometaplasia necrotizante da cavidade nasal. Otolaryngol Head Neck Surg, 94(3): 416, Mar, 1986.

21. Abrams AM, Finck FM. Sialadenoma papilliferum: um tumor de glândula salivar não relatado anteriormente. Cancro, 24: 1057, 1969.

22. Abrams AM, Melrose RJ. Tumores de células acínicas de origem em glândulas salivares menores. Oral Surg, 46: 220, 1978.

23. Abrams AM, Cornyn J, Scofield HH, Hansen LS. Adenocarcinoma de células acínicas glândulas salivares principais. Cancro, 18: 1145, 1965.

24. Adel K El-Naggar et al. Cytogenetic analysis of a primary salivary gland myoepithelioma (Análise citogenética de um mioepitelioma primário da glândula salivar). Cancer Genetics and Cytogenetics, 113(a): 49-53, 1999.

25. Adriano Piattelli et al. Papiloma intraducto do palato: relato de um caso. Oral Oncology, 38(4): 398-400, junho, 2002.

26. Aframian D, Milhem II, Kirsch G, Markitziu A. Sialometaplasia necrotizante após gastroplastia vertical com anel de silastic: relato de caso e revisão da literatura. Obesity Surgery, 5: 179-82, 1995.

27. Allegra SR. Tumor de Warthin: uma doença de hipersensibilidade? Estudo ultra-estrutural, de luz e imunofluorescente. Hum Pathol, 2: 403, 1971.

28. Allenspach EJ, Maillard I, Aster JC et al. Notch signaling in cancer (sinalização Notch no cancro). Cancer Biol Ther, 1(5): 466-76, Set-Out, 2002.

29. Anneroth G, Hansen LS. Sialometaplasia necrotizante: a relação da sua patogénese com as suas caraterísticas clínicas. Int J Oral Surg, 11(5): 283-91, Out, 1982.

30. Arthaud JB. Carcinoma anaplásico da parótida (lesão linfoepitelial maligna) em sete: nativos do Alasca. Am J Clin Pathol, 57: 275, 1972.

31. Assor D. Carcinoma bilateral da parótida, um cancro que surge num tumor de Warthin.

Am J Clin Pathol, 61: 270, 1974.

32. Auclair PL, Ellis GL, Gnepp DR et al. Neoplasias das glândulas salivares: considerações gerais. In: Ellis GL, Auclair PL, Gnepp DR (eds). Surgical Pathology of the Salivary Glands (Patologia Cirúrgica das Glândulas Salivares). WB Saunders, Philadelphia, 135-64, 1991.

33. Auclair PL, Ellis GL. Sarcomas não linfóides das glândulas salivares maiores. In: Ellis GL, Auclair PL, Gnepp DR (eds). Surgical Pathology of the Salivary Glands (Patologia Cirúrgica das Glândulas Salivares). WB Saunders, Philadelphia, 514-27, 1991.

34. Auclair PL, Goode RK, Ellis GL. Carcinoma mucoepidermóide de glândulas salivares intra-orais: avaliação e aplicação de critérios de classificação em 143 casos. Cancer, 69 (8): 2021-30, 1992.

35. Auclair PL, Langloss JM, Weiss SW et al. Sarcomas e neoplasias sarcomatóides das regiões das glândulas salivares principais: um estudo clinicopatológico e imunohistoquímico de 67 casos e revisão da literatura. Cancer, 58 (6): 1305-15, 1986.

36. Baden E, Pierce M, Selman AJ, Roberts TW et al. Cistadenoma papilar intra-oral linfomatoso. J Oral Surg, 34: 533, 1976.

37. Barnes L, Rao U, Krause J et al. Carcinoma do ducto salivar Parte I: uma avaliação clinicopatológica e análise de imagem de DNA de 13 casos com revisão da literatura. Oral Surg Oral Med Oral Pathol, 78 (1): 64-73, 1994.

38. Batsakis JG, Bautina E: Metástases para as glândulas salivares principais. Ann Otol Rhinol Laryngol, 99 (6 Pt 1): 501-03, 1990

39. Bell GW, Loukota RA. Sialometaplasia necrotizante coincidente com pólipos antrais infartados ipsilaterais. Br J Oral Maxillofac Surg, 34(1): 129-31, Fev, 1996.

40. Belsky JL, Tachikawa K, Cihak RW, Yamamoto T. Salivary gland tumors in bomb survivors, Hiroshima-Nagasaki, 1957 to 1970.

41. J Am Med Assoc, 219: 864, 1972. Ben-Aryeh H, Scharf J, Gutman D, Szargel R et al. Sialochemistry of KCS patients. J Oral Surg, 7: 172, 1978.

42. Ben-Izhak O, Ben-Arieh Y. Necrotizing squamous metaplasia in herpetic tracheitis following prolonged intubation: a lesion similar to necrotizing sialometaplasia. Histopathology, 22(3): 265-69, Mar, 1993.

43. Bertram U. Xerostomia. Ata Odontol Scand, 25 (Suppl): 49, 1967. Bhaskar SN, Bernier JL. Tumores mucoepidermóides das glândulas salivares maiores e menores. Cancer, 15: 801, 1962.

44. Bhaskar SN. Carcinoma de células acinares das glândulas salivares: relato de vinte e um casos. Oral Surg, 17: 62, 1964. Borg MF, Benjamin CS, Morton RP et al. Malignant lympho-

epithelial lesion of the salivary gland: a case report and review of the literature. Australas Radiol, 37(3): 288-91, 1993.

45. Bosch JD, Kudryk WH, Johnson GH. A lesão linfoepitelial maligna das glândulas salivares. J Otolaryngol, 17 (4): 187-90, 1988.

46. Brandwein MS, Ferlito A, Bradley PJ et al. Diagnóstico e classificação das neoplasias salivares : desafios patológicos e relevância para os resultados clínicos. Ata Otolaryngol, 122 (7): 758-64, 2002.

47. Brandwein MS, Ivanov K, Wallace DI et al. Carcinoma mucoepidermóide: um estudo clinicopatológico de 80 doentes com especial referência à classificação histológica. Am J Surg Pathol, 25 (7): 835-45, 2001.

48. Brannon RB, Fowler CB, Hartman KS. Necrotizing sialometaplasia: um estudo clinicopatológico de sessenta e nove casos e revisão da literatura. Oral Surg Oral Med Oral Pathol, 72(3): 317-25, set, 1991.

49. Brooks DG, Hottinger HA, Dunstan RW. Canine necrotizing sialometaplasia: a case report and review of the literature. J Am Anim Hosp Assoc, 31(1): 21-25, jan fev, 1995.

50. Brookstone MS, Huvos AG. Tumores de glândulas salivares centrais da maxila e mandíbula: estudo clinicopatológico de 11 casos com análise da literatura. J Oral Maxillofac Surg, 50 (3): 229-36, 1992.

51. Browand BC, Waldron CA. Tumores mucoepidermóides centrais dos maxilares. Oral Surg, 40: 631, 1975. Buchner A, David R, Hansen LS. 'Células hialinas' em adenoma pleomórfico de origem em glândula salivar. Oral Surg, 52: 506, 1981.

52. Bullerdiek et al. Cytogenetic subtyping of 220 salivary gland pleomorphic adenomas: correlation to occurrence, histological subtype and in vitro cellular behavior (Subtipagem citogenética de 220 adenomas pleomórficos das glândulas salivares: correlação com a ocorrência, subtipo histológico e comportamento celular in vitro). Cancer Genet Cytogenet, 65: 27-31, 1993.

53. Burke JS. Anel de Waldeyer, região sinonasal, glândula salivar, glândula tiroide, sistema nervoso central e outros linfomas extranodais e hiperplasias linfóides. In: Knowles DM (ed). Neoplastic Hemato pathology, 1047-79, Williams and Wilkins, Baltimore, 1992.

54. Canalis RF, Mok MW, Fishman SM, Hemenway WG. Adenoma congénito de células basais da glândula submandibular. Arch Otolaryngol, 106: 284, 1980.

55. Cantera JM, Hernandez AV. Metástase bilateral da glândula parótida como apresentação inicial de um carcinoma pulmonar de pequenas células. J Oral Maxillofac Surg, 47 (11): 1199- 201, 1989.

56. Castro EB, Huvos AG, Strong EW, Foote FW. Jr. Tumores das glândulas salivares

principais em crianças. Cancro, 29: 312, 1972.

57. Chaudhary AP, Vickers RA, Gorlin RJ. Tumores intra-orais de glândulas salivares menores. Oral Surg, 14: 1194, 1961. Chaudhry AP, Gorlin RJ. Papillary cystadenoma lymphomatosum (adenolymphoma): a review of the literature. Am J Surg, 95: 925, 1958.

58. Chaudhry AP, Satchidanand S, Peer R, Cutler LS. Adenoma de células mioepiteliais glândula parótida: um estudo leve e ultra-estrutural. Cancer, 49: 288, 1982. Chen KT. Sialometaplasia necrotizante da cavidade nasal. Am J Otolaryngol, 3(6): 444-46, Nov-Dez, 1982.

59. Chen S-Y, Brannon RB, Miller AS, White DK et al. Adenocarcinoma de células acínicas de glândulas salivares menores. Cancer, 42: 678, 1987. Cheuk W. Salivary gland tumors. In: Fletcher CDM (ed). Diagnostic Histopathology of Tumors (2ª ed). Churchill Livingstone, Londres, 231-311, 2000.

60. Chisholm DM, Waterhouse JP, Kraucunas E, Sciubba JJ. Um estudo ultra-estrutural quantitativo do adenoma pleomórfico (tumor misto) das glândulas salivares menores humanas. Cancro, 34: 1631, 1974.

61. Cleary KR, Batsakis JG. Carcinoma indiferenciado com estroma linfoide das glândulas salivares principais. Ann Otol Rhinol Laryngol, 99(3): 236-38, 1990. C

62. Martins et al. Caracterização citogenética do tumor de Warthin. Oral Oncol, 33(5), Set, 344-47, 1997.

63. Collina G, Gale N, Visonà A et al. Carcinoma epitelial-mioepitelial glândula parótida: estudo clínico-patológico e imunohistoquímico de sete casos. Tumori, 77 (3): 257-63, 1991.

64. Conley J, Dingman DL. Carcinoma adenoide cístico na cabeça e no pescoço (cilindroma). Arch Otolaryngol, 100: 81-90, 1974.

65. Corio RL, Sciubba JJ, Brannon RB, Batsakis JG. Carcinoma epitelial-mioepitelial de origem no ducto intercalar: uma avaliação clinicopatológica e ultra-estrutural de dezasseis casos. Oral Surg, 53: 280, 1982.

66. Cossman J, Deegan MJ, Batsakis JG. Linfócitos B do tumor de Warthin dentro dos infiltrados linfóides. Arch Pathol Lab Med, 101: 354, 1977.

67. Cummings NA (mod). Síndrome de Sjogren: novos aspectos da investigação, diagnóstico e terapia. Ann Intern Med, 75: 937, 1971. Daley TD, Wysocki GP, Smout MS et al. Epithelial-myoepithelial carcinoma of salivary glands. Oral Surg Oral Med Oral Pathol, 57 (5): 512-19, 1984.

68. Dardick I, van Nostrand P, Phillips MJ. Histogénese do adenoma pleomórfico da glândula salivar (tumor misto) com uma avaliação do papel da célula mioepitelial. Hum Pathol, 13: 62, 1982.

69. David C, Augusto F. Tumores basalóides das glândulas salivares. Ann Diagn Pathol, 6(6): 364-72, 2002.

70. Dean A et al. Mioepitelioma maligno das glândulas salivares: caraterísticas clinicopatológicas e inmunohistoquímicas. Br J Oral Maxillofa Surg, 37(1): 64-66, 1999.

71. Delgado R, Klimstra D, Albores-Saavedra J. Low grade salivary duct carcinoma: a distinctive variant with a low grade histology and a predominant intraductal growth pattern. Cancer, 78 (5): 958-67, 1996.

72. DiGiuseppe JA, Corio RL, Westra WH. Infiltrados linfóides das glândulas salivares: patologia, biologia e significado clínico. Curr Opin Oncol, 8 (3): 232-37, 1996.

73. Dunlap CL, Barker BF. Sialometaplasia necrotizante. Oral Surg, 37: 722, 1974.

74. E Maiorano et al. Tumor de Warthin: um estudo de 78 casos com ênfase na bilateralidade, multifocalidade e associação com outras malignidades. Oral Oncology, 38(1), 35-40, Jan, 2002.

75. E Sakai et al. Achados patológicos e imagiológicos de um oncocitoma no lobo profundo da glândula parótida esquerda. Int J Oral Maxillofa Surg, 32(5), 563-65, Out, 2003.

76. Echevarria RA. Ultra-estrutura do carcinoma de células acinares e do carcinoma de células claras da glândula parótida. Cancro, 20: 563, 1967. Edmund M. Collins: Papillary cystadenoma of accessory salivary gland. Am J Surg, 96(6) 749-50, Dez, 1958.

77. Ellis GL, Auclair PL, Gnepp DR et al. Outras neoplasias epiteliais malignas. In: Ellis GL, Auclair PL, Gnepp DR (eds). Surgical Pathology of the Salivary Glands (Patologia Cirúrgica das Glândulas Salivares). WB Saunders, Philadelphia, 455-88, 1991.

78. Ellis GL, Auclair PL. Tumores das glândulas salivares. Instituto de Patologia das Forças Armadas, Atlas de Patologia Tumoral (3). Washington DC, 1996.

79. Ellis GL, Wiscovitch JG. Adenocarcinomas de células basais das glândulas salivares principais. Oral Surg Oral Med Oral Pathol, 69 (4): 461-69, 1990.

80. El-Naggar AK, Lovell M, Killary AM et al. Um carcinoma mucoepidermóide da glândula salivar menor com t(11;19)(q21;p13.1) como única anomalia cariotípica. Cancer Genet Cytogenet, 87 (1): 29-33, 1996.

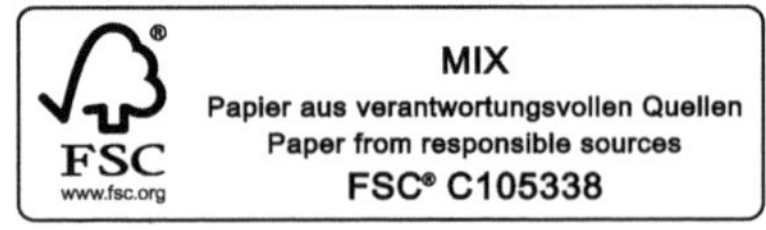


Printed by Books on Demand GmbH, Norderstedt / Germany